LOCUS

LOCUS

LOCUS

LOCUS

from

vision

from 142
零號病人：
塑造現代醫學史的真正英雄
PATIENTS ZÉRO Histoires inversées de la médecine

作者／呂克・培悉諾 Luc Perino
譯者／林佑軒
責任編輯／黃亦安、江灝
美術設計／張巖
排版／薛美惠

出版者：大塊文化出版股份有限公司
臺北市 105022 南京東路四段 25 號 11 樓
電子信箱／ www.locuspublishing.com
服務專線／ 0800-006-689
TEL：(02) 87123898　FAX：(02)87123897
郵撥帳號：18955675
戶名：大塊文化出版股份有限公司
法律顧問：董安丹律師、顧慕堯律師

總經銷：大和書報圖書股份有限公司
地址：新北市新莊區五工五路 2 號
TEL：(02) 89902588　FAX：(02) 22901658

初版一刷／ 2022 年 6 月
定價：新臺幣 380 元
ISBN ／ 978-626-7118-45-0

零號病人

塑造現代醫學史的真正英雄

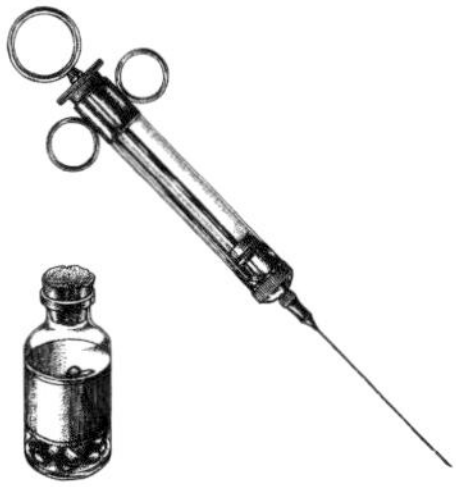

Patients zéro

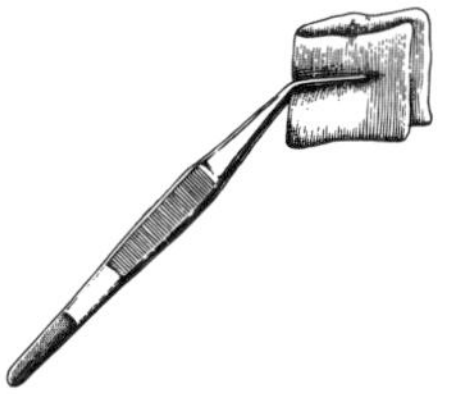

Histoires inversées de la médecine

呂克・培悉諾——著
Luc Perino

林佑軒——譯

鳴謝。

我特別感謝尚—馬克．李維．勒布隆（Jean-Marc Lévy-Leblond）與布魯諾．奧爾巴哈（Bruno Auerbach），他們不由分說信任了這部作品，並協助我完成它。

目次

推薦序　醫學是謙卑的永恆大課　蘇上豪（金鼎獎得主、心臟外科醫師）——8
序言——13
單單——21
麻醉界的幾個零號病人——29
菲尼亞斯的靈魂——45
歇斯底里症的三位英雌——51
約瑟夫小朋友——73
紐約女廚——85
奧古絲特——95
性別屠殺——119

兩個特別的編號——141
恩莎的沉默——155
永生的海莉耶塔——165
海馬迴冒險家——177
美奇女士——193
無玷始胎——201
噁心想吐——211
喬凡尼的脂蛋白元——227
魔鬼，以及奇蹟得救者——245
這個流感非比尋常——263
無腦人——273
結語——279
參考資料——291

推薦序

醫學是謙卑的永恆大課

蘇上豪（金鼎獎得主、心臟外科醫師）

有鑑於美國醫學教育的良莠不齊，加上醫療水平落差太多，阻礙了醫學的進步，一九〇八年美國醫學協會（American Medical Association）的醫學教育委員會（Council of Medical Education），委託卡內基教育促進基金會（Carnegie Foundation for the Advancement of Teaching）調查北美的醫學教育（包含了美國及加拿大）。

基金會主席亨利・普裡切特（Henry Smith Pritchett）選擇了亞伯拉罕・弗萊克斯納（Abraham Flexner）進行這項工作，他以不到兩年的時間，參觀了當時正在營運的一百五十五所北美醫學院，最後於一九一〇年發表了著名的報告——《美國及加拿大的醫學教育》（*Medical Education in the United States and Canada*），即俗稱的《弗萊克斯納報告書》（*Flexner Report*）。

此報告的發表，對之後北美醫學教育可以說帶來了翻天覆地的改變，成功創造了一個標準醫學教育模式，讓醫學院去蕪存菁。從一九一〇年到一九三五年間，超過一半的美國醫學院合併或關閉，因為許多州政府採納了《弗萊克斯納報告書》的建議，加速醫學教育的改革，不僅讓醫學院併入大學之中，也讓醫師的入學、訓練及成長，有了更標準化的做法，更促進企業及國家對於醫療教育的贊助，所以在短短不到五十年的時間，美國的醫學教育及醫療水平，開始居於全球的翹楚。該報告的精神，還影響到現今臺灣醫院評鑑中的做法。套句本書作者呂克．培悉諾的說法，弗萊克斯納可以說是今日醫學教育的「零號改革者」。

所謂「零號」的概念，是脫胎於傳染病學中，某個流行病的頭號病人，大家俗稱為「零號病人」，本書作者以此為概念，寫下了在醫學發展的過程中，對於某些醫療的發現或治療的進步，提供讓醫師可以成長的第一例患者的故事。

會提出《弗萊克斯納報告書》的故事，是對本書內容的兩個重要呼應。

第一個呼應是醫學的進步，醫師大部分是收割者而非重要的改革者。作者提出了很多疾病的發現，並非是醫師特有的創見，反倒是透過許多「零號病人」的觀察，從而找到重大的祕密，促進日後相關案例的整合。例如，保羅．布洛卡醫師，因為患者樂彭涅的死後解剖，在人類的第三腦迴發現了掌管語言中樞的布洛卡區，患者的貢獻，我也是看了書才知道；另外在二〇〇三年肆虐港中臺三地的ＳＡＲＳ，大概也沒有人知道，掩蓋病情的中國大陸當局，最後透過世衛組織的幫忙，找到全球疫情的「零號病人」是來自香港晶華國際酒店９１１房，一位廣州的腎臟科醫師劉劍倫。

第二個呼應是醫學很多重大發現及進展，常常不是史詩級的大戲，很多是來自無知的神來一筆，甚至是醫師的偏見或胡搞。例如可以緩解心絞痛的舌下含片，是醫師「無厘頭」舔炸藥溶液的結果，沒有這些匹夫之勇的醫師，就沒有辦法發現炸藥的成分進入人體內，可以產生讓血管放鬆的一氧化氮，不過這個發現也要在醫師舔了炸藥的幾十年後才被揭密，它還是一九九八年的諾貝爾生理及醫學獎得主的研究成果；還有第一代抗生素磺胺類藥物，竟是來自染料百多浪昔（Prontosil），在沒有經過臨床試驗，就直接由德國細菌學家多馬克（Gerhard Domagk）緊急替自己身患敗血症的女兒治療——本書還有很多類似的故事，請大家自己去看，我不要破梗。

最後再談到《弗萊克斯納報告書》，其實如果細究它的話，並沒有傳說中的那麼神，弗萊克斯納也是帶著偏見，而非科學的方法去觀察北美一百五十五家醫學院，還好他心裡面的那個標準是約翰．霍普金斯醫院（John Hopkins Hospital）[1]，否則他怎麼可能以短短不到兩年的時間寫出報告？除此之外，他種族歧視非常嚴重，因此阻礙了黑人當醫師的權利，他認為沒有得到適當的培訓和治療，非裔美國人對中上層的白人健康構成威脅，這種觀點當然也擴及其他有色人種，如此不平等的狀況還要等到一九五〇年代，非裔美國人狀告大學之後才得到改善。

1 美國的約翰．霍普金斯醫院創立於一八八九年的馬里蘭州巴爾的摩市，由當時已經逝世的銀行家約翰．霍普金斯的遺囑所捐贈興建。它是美國著名的醫學中心，創造了醫學史上的多項第一，包括第一次使用外科手套、第一例完全變性手術、第一例體外心臟按摩急救、第一次個分離小兒麻痺的病毒和腦內啡，以及第一例新生兒法洛氏四聯症手術等等，從創立以來一直是美國名列前茅的醫院，曾經連續二十三年獲得全美最佳醫院的殊榮。

我常想，如果弗萊克斯納，這位約翰·霍普金斯大學的文學院畢業生，當初如果不以約翰·霍普金斯醫院當他報告中的榜樣，今日美國醫學的教育發展會是如何？

醫學是謙卑的永恆大課，如果「長生不老」是醫學的終極目標，那我們目前可能連小學的程度還不如。醫學發展還有很長的路要走，不僅成功沒有被定義，「以人為本的醫學倫理」，和「以效益為目標的治療方法」還在持續拉鋸著誰比較重要，但不變的標準仍然高舉——在未知的事物面前，任何人都應該要保持謙卑。

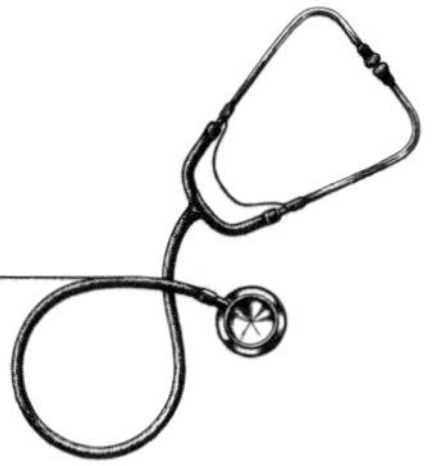

序言

漫長的時光中，醫學一直是哲學與解剖學的女兒。所有為醫學追本溯源的書籍都會從人體失序的哲學概念開始說起：古羅馬的四種體液，中國的陰陽，或是印度的阿育吠陀三種能量；接著，則講述解剖的緩慢進步，以及生理學（physiologie）枯燥繁冗的進展。然而，不管是哲學家還是解剖學家，都並未讓治療有所進展，因為他們主要的思考與實踐都在遠離病人的地方開展。醫學理論與醫學診斷複雜晦澀又華麗浮誇，但治療從來無法與學術論述比肩齊步。十九世紀以前，治療一直是直覺而全憑經驗的，由各種匠人執行，這些藝匠可沒有寫過書、也並未發表過理論。

現代醫學誕生於醫生與病人的實際接觸。儘管如此，歷史學家還是一直都只講述醫生、醫生之方法、醫生之思考的歷史，忽略掉了病人。然而，那些在野戰醫院、臨床診療、檢驗室與問診室中百折不撓而充滿耐心地為醫生提供他們的身體與訴苦的人，對書寫這段歷史居功厥偉。數以百計的無名士兵讓安布魯瓦茲・帕雷（Ambroise Paré）能夠以動脈結紮術（ligature des artères）取代斷肢燒灼術；對這些無名英雄，我們無法一一致敬。我們永遠不會認識那從吉羅拉莫・弗拉卡斯托羅（Girolamo

Fracastoro）提出的第一個傳染病理論開始，一直到路易・巴斯德（Louis Pasteur）證明了微生物致病的這段時間裡，死於流行病的幾百萬人。沒有醫生會試圖清點普查那些被控使用巫術、遭到活活燒死的歇斯底里症患者。不過呢，我們可以關注另一群罕見的病人，他們特殊的故事或他們的身分並沒有消逝在時間的洪流中，他們對治療的進步貢獻良多，不在他們的醫生之下，不管他們是否家喻戶曉。他們真實或想像出來的困擾、痛苦或是疾病，在在都樹立了新的診斷、新的治療，非難了某些醫學理論，開拓了新的治療視角，糾正了醫生日久年深的錯誤，或者置疑了醫生確定的想法。這群病人之中，有些人奇蹟得救，有些人是白老鼠，甚至還因此殉難；有時候，那些號稱治療他們的人的驕傲或貪婪更荼毒了他們。

我之所以想寫這本書，正是為了試著還他們一個公道。這本書的章節開展出了一部與眾不同的醫學史，顛倒了慣常的角色安排，讓步兵與無名氏坐上了原本安排給學術權威與英雄的位置。身兼醫生與哲學家的喬治・康吉萊姆（Georges Canguilhem）曾經說過：「如今，醫生對疾病的知識得以預先應對病人對疾病的體驗，這乃是因為在昔日，後者激發、召喚了前者。有了感到自己生病了的人們，才有醫學的存在，而不是因為先有醫生存在，人們才從醫生那裡了解到自己的疾病。這一向天經地義，至少當今的實情即是如此[2]。」《零號病人》裡這一個個顛倒著寫的故事如果合起來讀，某種程度來說正像是把康吉萊姆這段話寫成長篇小說。

在傳染病學（infectiologie）中，我們把被認為是某個流行病源頭的人稱為「指示病例」(cas index）或「零號病人」(patient zéro）。愈來愈精確的微生物學與病毒學調查，有時能讓我們一路追溯到這個零號病人。好比說，在二〇〇三年香港ＳＡＲＳ的這個案例裡，追溯出零號病人只花了寥寥幾個月的追查時間。「零號病人」這個用詞是約定俗成的：之所以捨「一號病人」不用，是因為第一個病人（patient）不一定是一個患者（malade），在傳染病的領域尤其如此，但我們稍後也會看到，其他狀況也可能產生如此情形。一開始就將「病人」與「患者」分別開來，也許會令人驚訝；然而，之後有好幾個故事可以證明這麼做是恰當的。患者是在身體上感受到某種疾病症狀的個體。病人則是一個醫療對象，他可能從未感受過哪怕再微小的症狀。說得更幽默一點：疾病構成的流行病所在多有，診斷構成的流行病也所在多有。在此，我要嚴肅地補充：這兩者間並不一定相關或具有因果關係。

我開門見山、不加隱瞞地，將「零號病人」的概念濫用到醫學、外科學、精神病學（psychiatrie）以及藥理學（pharmacologie）的所有領域。所有專科的診斷與治療的發展路徑都曲折迂迴、昭昭可考，這些路上穿行來往的，是一個個有時候自己也渾然不覺的患者、一個個太常遭到忽視的病人；因此，不拘一格挪用「零號病人」的概念能讓我在同一個思考框架中，收納一個個迥然紛異的案例：證實了一項假說的路易，以及啟發了無數假說的美奇女士；造成疾病構成的流行病的瑪莉與葛兒丹，以及導致一場診斷構成的流行病的奧古絲特；鍛鍊了遺傳學家耐心的恩莎，以及讓遺傳學家狂熱萬分的喬凡尼；澈底顛覆了醫學的海莉耶塔，以及讓某位醫師暈頭轉向的奧古詩

2 Georges Canguilhem, *Le Normal et le Pathologique*, PUF,《Quadrige》, Paris, 1994 [1966], p. 53.

婷；不幸的倖存之人菲尼亞斯，以及幸運的白老鼠亨利；無辜遭到逐利行徑戕害的葛雷格，以及飽受他人的愚蠢所折磨的大衛。更還有其他的案例，他們揭露了基本的錯誤或真相，為真實或虛擬的疾病命名，開啟了臨床科學的偉大篇章，或是為其他某些篇章永遠畫上了休止符。

有些故事家喻戶曉，好比約瑟夫．梅斯特或是菲尼亞斯．蓋吉的故事，其他一些故事則遭人遺忘，好比塞瑪、海莉耶塔或是蒂莫西的故事。有幾個病人，大家只聽說過他們的姓名起首字母或是遵守醫療保密原則的假名。我為這些案例的其中幾位杜撰了名字，讓他們能脫離襯托主角的配角這樣的地位，獲得病人的身分。我在所有這些饒富小說風情的敘事裡，都盡力貼近史實來寫作，這與其說是掛心歷史真實，不如說是因為要杜撰出比現實更加奇異非凡的虛構文本實在是太困難了。同時，我也按照時序來編排，如此一來就能盡力貼合醫學思想及其環境的歷史。不過，這些故事之中，有一些歷時僅寥寥數月，其他一些則橫跨漫漫一生，另外還有一些故事則延續了好幾世代，好比波瑪雷利家族的故事就是如此。

我寫作本書的首要旨趣是向這些或順從、或叛逆，或輕信、或多疑的病人致敬，生物醫學知識能夠有所進益，他們貢獻良多。不過，我還是忍不住利用這些病人——在這點上，他們是身不由己的——來深入思考醫學藝術以及對這門藝術的濫用，探討保健市場侵略性的力量。昔日，這些病人是醫學的白老鼠；如今，他們則成為了我的診斷與治療認識論的嶄新實驗品。透過他們，我讓我的「醫學心情」不羈奔流，指出醫學走上的某些歪路，這些對醫學的濫用向來有之，就算我們再怎麼像念咒般呼籲遵循倫理，仍一直無法保護我們免受這些濫用所害。

某種面向來說，本書是我對永無止盡的知識普及工作所做出的「蜂鳥的那一份貢獻[3]」。對那些為人誤解、遭到情感扭曲，或被商業誤導的醫學主題來說，如此的知識普及工作是不可或缺的。對像我這樣的執業醫師而言，認識本書探討的這些「案例」

3 這出自蜂鳥的故事。蜂鳥從池塘吸取一點點水，然後將這些水吐灑在燎原的森林大火上。人類與其他動物跟蜂鳥說，這麼做一點用都沒有。蜂鳥答道，他只是在做他份內該做的事。

是一種易地而處來進行觀看的方式。回過頭來說，我撰寫這本書，也意在感謝我自己的病人——他們讓我學到了這麼多；在我看來，就我和我這些師長前輩的知識程度來說，病人們對我的信任總是太過慷慨。

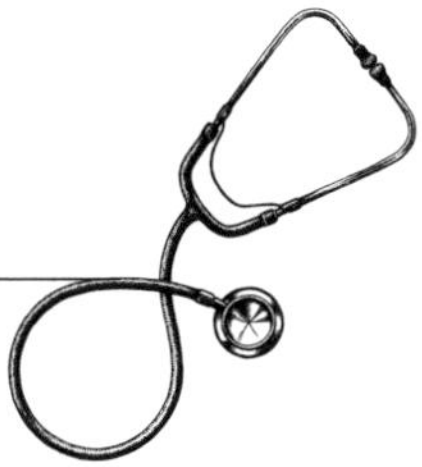

單單

二十餘年來，他在比塞特醫院（hôpital Bicêtre）住院治療，他這個人無人不知、無人不曉。他初來乍到，實習醫師與醫師就為他起了綽號：「單」（Tan）——他們觀察到，他的言語表達就只有這一種，這個單音節。廚娘、抬擔架的人以及祕書叫他「單」或「單先生」，全取決於他們想表達多少尊重。護理師們稱呼他的方法就比較親暱了：「單單」。沒人知道他真正的名字是什麼。他在一八四〇年因為癲癇入院的時候年方三十。在當時，癲癇仍然烙印著精神錯亂的形象，尤其也因為他對任何問題一概沒有回答，他被認為智力低下，遭安置到醫院的精神科。

「您怎麼稱呼？」

「單、單。」

「您住在哪裡？」

「單、單。」

「您有不舒服嗎？」

「單、單。」

然而，與他那些粗放愚魯的病友不同的是，單單似乎全盤理解大家對他說的一切，也明顯表現出認真回答的意願。他讓人感覺有在努力回答，可是無論他怎麼努力，他所能發出的聲音就只是他的正字標記——那可悲的「單單」音節。他發出「單單」這兩個音節的時候，會比手畫腳表達他的無可奈何或他的惱怒。他其他一切行為舉止都很正常，有些人看見他被關在精神病院裡還會覺得驚訝。在那個時代，人們不太擔心病人住院的花費，也很少在意精神病院浮濫收治關押病患的問題。單單住進比塞特醫院的大約第十二年，他的右半身逐漸癱瘓，情況一天比一天還糟。看來，他很可能就要在這瘋人院裡結束一生了。單單，他是一個溫馴的病人，沒有名字、沒有未來、沒有獲得治療，從一個診斷徘徊到另一個診斷，受害於醫學知識缺乏，受益於眾人施捨的同情。

然而，單單有個真正的名字，這名字從第一天起就記錄在他的檔案上：他名叫路易．維克多．樂彭涅（Louis Victor Leborgne）。對一個結結巴巴的人來說，世上沒有完美無缺的名字。這位路易．維克多可是有一份正經職業的，他是製楦匠，負責為製帽匠或製鞋匠打造出當作支撐的木頭模子。

某一天，他罹患了壞疽（gangrène）。總算出現一個名字可考、可以試著治療的病痛了。當時還沒有抗生素，但這不妨礙治療的進行：消毒、包紮，或要是情況太糟，就切掉腿吧。單單的壞疽真的好嚴重……

這個時候，有個身兼人類學家與外科醫師的保羅・布洛卡（Paul Broca）教授，把單單轉診到他的機構。在今天的我們看來，結合人類學與手術刀或許令人吃驚。而在那個時代，腦與手是渾融一體塑造而成的，認知的敏捷與手部的靈活相輔相成、彼此增益。在那個時代，醫學實踐是從人推衍出的，而人是醫學實踐的首要目標；如此的效益主義（utilitarisme）在當時還沒遭到醫學在日後的極度專業化所變質。

保羅・布洛卡對骨髓、脊髓、先天畸形、壞疽、梅毒、野兔與家兔的雜交、新石器時代的顱骨穿孔術（trépanation）全都深感興趣。這位什麼都不放過、什麼都參一腳的實用主義者此前已經發現某些癌症會透過靜脈擴散，也發現了肌病（myopathie）的肌源性成因。他倒是還沒開始關注腦與言語，而為他開啟這扇嶄新大門的，不是別人，正是單單。布洛卡這樣的人物廁身於各種知識交會的路口，正是十九世紀下半葉這個迷人年代的一大典型。然而，儘管他是如此的一位教授、如此的一位人文主義者，既一身經驗、又求知若渴，卻仍舊治不好單單的壞疽。幾天過後，時當一八六一年四月十七日，單單去世了，終年五十有一。

醫學治不好他，卻至少嘗試著去了解。當時，解剖是診斷的康莊大道：也就是臨床解剖學的方法。人們在屍體上尋找得以事後解釋死者生前症狀的病變。這麼做，病人本身無力回天，科學卻時而收穫滿滿。單單死亡的翌日起，布洛卡解剖了單單的腦。他在左額葉上發現了一處梅毒病變，精確說來，病變位在第三腦迴（circonvolution）。布洛卡隨即將這個病變與單單的無法言語連結起來。

長久以來，左腦咸認占有主導地位，有些解剖學家已經提出，語言中樞應該位於左腦。布洛卡也是這樣想的，不過科學就是需要證據。單單呢，正是活生生的證據——不好意思，應該說是死掉的證據。布洛卡隨即相信自己找到了掌管言語的腦區。一八六一年四月十八日，也就是與他解剖單單大腦的同一天，他就在巴黎人類學會（Société d'anthropologie de Paris）一眾學者的面前報告了自己的發現；幾年前創立這個學會的，正是布洛卡本人。布洛卡在學會裡坐擁豐富的頭骨與大腦標本收藏。對於有人竟能在一塊腦組織裡找到無形不朽的靈魂之棲所，教會與帝國[4]恐怕深深不以為然，而將頭骨與大腦收藏在學會裡，正能避開教會與帝國的關注。

布洛卡沒花什麼力就說服了同行，他的大名隨即躋身醫學思想史。幾個月後，要說服那些解剖學家，他就必須耗費多一點的力氣了。雖說如此，樂彭涅先生的第三腦迴還是很快就變成了「布洛卡區」(aire de Broca)。布洛卡區聽起來比單單的名字悅耳，而且如果把一個主掌言語的腦區命名為樂彭涅（Leborgne）[5]，原本恐怕還會令人莞爾一笑。其實，之所以選布洛卡這個名字，真正的原因倒不是上面這些，而在這裡：人們選擇「布洛卡」來命名這個腦區，是因為醫學史正是如此寫就的，這部歷史凸顯的是醫生，病人姓啥名誰無人知曉乃是司空見慣之事。

布洛卡將單單的病症命名為「失語症」(aphémie)，他如此描述罹患這個病症的病人：「他們體內喪失的，並不是〔……〕語言能力，不是詞彙的記憶，也不是發聲態（phonation）與發音的神經及肌肉動作，而是〔……〕協調言語表達活動的能力〔……〕[6]。」

布洛卡命名這種失語症時使用的aphémie最後被另一個詞彙——aphasie所取代。此後，一個個與言語表達相關的腦區陸續為人發現，並獲得了醫學影像的證實。把腦功能想成由模塊組成的這種觀念之所以問世，要歸功於路易・維克多・樂彭涅左腦的第三腦迴，這已殆無疑義。

如今，要向單單致敬，只有一種方式：前去杜普宜特朗博物館（musée Dupuytren）看看那一百五十年來卑微地擺在架上的，他的腦袋。

---

4 譯注：時值法蘭西第二帝國（一八五二年—一八七〇年）。

5 譯注：le borgne在法文中是「堵塞」、「沒有開口」、「獨眼龍」的意思。

6 Paul Broca,《Remarques sur le siège de la faculté du langage articulé, suivies d'une observation d'aphémie (perte de la parole)》, *Bulletins de la Société anatomique de Paris*, vol. 36, août 1861, p. 333.

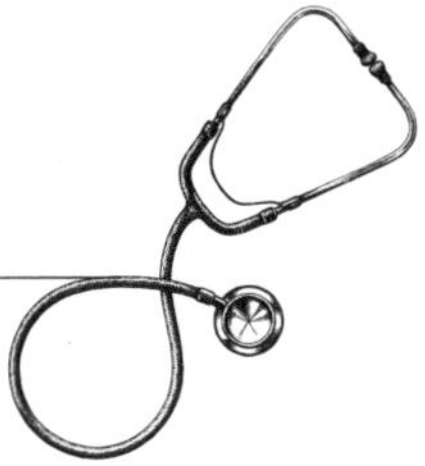

麻醉界的幾個零號病人

疫苗、剖腹產、麻醉，以及嗎啡。這四個詞足以概括醫學貨真價實的進步，這些進步提升了我們人類的壽命與生活品質。疫苗為人類減輕了被病毒、細菌、寄生蟲及它們的媒介所危害的壓力。剖腹產讓人類能緩解雙足行走（bipédie）所導致的不便[7]。麻醉讓我們能修復軀體。嗎啡則可以緩和臨終的痛苦。剖腹產只有在與麻醉聯袂出現時，才有資格名列於上述的醫學大進步。因為，麻醉問世以前，所有進行剖腹產的女性全都死於剖腹產。另外一提，麻醉發明之前，負責進行外科手術的主要是理髮師。現代的外科手術──正是現代外科手術消滅了跛腳，讓人不再死於腸阻塞（occlusion intestinale）與腹膜炎，也創造了所有的移植術──只有倚賴麻醉的豐功偉業，才能成為可能。然而，寫下麻醉術波瀾紛亂、鮮明如繪的史頁的，卻是一個個無賴、趕集賣藝客、拔牙師（arracheur de dents）；其中，麻醉術更讓拔牙師晉升為牙醫。

一八四四年的年終時分，美國康乃狄克州哈特福市（Hartford）街頭四處張貼的賣藝表演海報上，我們可以讀到這樣的粗體文字：「十二月十日星期二，笑氣大師科爾頓（Colton）教授將於聯合大堂（Union Hall）進行笑氣效果大展演。願意一試的觀眾，現場備有四十加侖的笑氣任君使用。依照使用者秉性的不同，此氣體將使人想發笑、想歌唱、想翩翩起舞、想揮拳打鬥。一切安全措施皆將就位。我們只願邀請令人景仰的先生們前來共襄盛舉，婉謝任何可能放縱失控、有玷體統之人。」在宣傳文字裡提到放縱失控的可能，是一種赤裸裸幾乎沒在遮掩的招徠老主顧妙方；如此只能意會、不可言傳的廣告總能收到功效。這廣告赤裸直白地繼續說道：「每個試過一次的人，都會試第二次。沒有例外。這種氣體帶來的感覺沒有文字可以言傳。」現實人生已經夠苦了，像這樣小小休息一下、喘口氣，又有什麼不可以？這廣告表裡不一之處還不只一樁：它特別聲明，只有紳士有資格參與這場盛會，海報上的滑稽漫畫畫的卻是一位肉感十足、衫裙凌亂的女性，正在吸著一顆大氣球裡的氣體。

一七七二年，約瑟夫・卜利士力（Joseph Priestley）發現了氧化亞氮，又稱一氧化

7　雙足行走改變了女性的骨盆。雙足行走與人類龐大的腦咸認乃是人類分娩困難的兩大原因。

二氮。此後，這種氣體就以其帶來歡快感的特性為人所知，它「笑氣」的名號就是這麼來的。趕集賣藝業者可不用別人三催四請，他們自動把這一種能夠展露人類多樣性的新產品挪為己用。當時，這些巡迴賣藝業者已經在展覽侏儒與巨人、病態肥胖者、連體嬰姊妹、非洲霍屯督族（hottentot）巨臀婦女，而有了笑氣，這些業者就可以展覽人類情緒與理智的放縱失控。某些流動市集已經擺出了讓人吸食乙醚（éther）的攤位，現在呢，笑氣展演將成為庶民慶典的一大經典活動。在美國，這個馬戲娛樂讓一位名叫山繆·柯爾特（Samuel Colt）的先生賺進了大筆金錢，讓他能開一間左輪手槍工廠。那麼，就只剩一件事要操心了：希望持有柯爾特牌左輪手槍的先生們別吸上太多笑氣。這實在很難講啊……如今，所有的大規模殺戮事件都源於槍砲火器和精神物質的結合。

這些巡迴遊藝業者裡，最名聞遐邇的要屬加德納·昆西·科爾頓（Gardner Quincy Colton）。這位科爾頓是一位絢爛多彩的人物，身為江湖郎中卻自稱教授，是一個機會主義者，唯利是圖、見錢眼開。他曾經讀過醫學，不過很快就中斷了學業，他領悟到，笑氣能讓他賺到的金錢，遠遠超越治療病人所能賺到的。他才華洋溢的靈感在於：把科學與馬戲團的把戲結合起來。把學問拿來當成華而不實的裝飾點綴，往往可以遮掩貪婪的面目，為粗俗披上高貴的外衣；科爾頓了解到，為他的把戲披上高尚的衣裝可以吸引到更富裕的階級。他展演的票價則為他這個教授的水準掛了保證。昂貴耀眼的價格讓願意付出這個價格的人也昂貴耀眼了起來。專家販賣著種種專業，浮誇的頭銜讓各種離譜情事全都變得合情合理。如今，平平無奇的微縮擴音器一旦搖身一變成了助聽器，價格馬上就翻漲百倍。

在展演後，科爾頓教授會接著進行同樣付費入場的講座，暢談笑氣對生理與心理造成的效果。然而，這位行走江湖的郎中教授與他操弄乙醚的前輩一樣缺乏洞察力，沒有發現笑氣真正的價值。這一天，一八四四年十二月十日，科爾頓教授年方二十有九，他豪華演藝巡迴的生涯就要迎來意料之外的轉折……

這一天，霍睿思・魏爾斯（Horace Wells）先生與太太伊莉莎白（Elizabeth）在哈特福市散步。當時，在拔掉牙齒前想先試著修復牙齒的新時代拔牙師相當罕見，魏爾斯正是其中一員。唉呀，難就難在，修治牙齒比拔掉牙齒要花更久的時間，也比較痛。魏爾斯呢，他也想讓自己的職業高尚起來，但他想堂堂正正達成這個目標，不走邪門歪道。他對研究充滿熱情。魏爾斯先生與科爾頓先生體現了醫學如今持續走著的最好與最壞的路。一廂，是以自己的實踐為科學服務；另一廂，是把科學拿來扭曲、戲仿，以此大發利市。

霍睿思．魏爾斯瞧見了科爾頓的展演海報，對太太說：

「我們要不要去看看，放鬆一下？」

「你該不會想去看這種粗俗的表演吧？」

「不過，妳看，他是教授，而且表演之後還會辦講座……」

「你就這樣被這種專騙蠢蛋的花招釣到了？」

「不是啦，我只是想換換思路。」

魏爾斯太太輕輕鬆鬆就被說服了……

到了晚上，在聯合大堂，表演開始的時候，魏爾斯夫婦遇到了山繆．庫里

（Samuel Cooley）。夫婦倆跟這個年輕人很熟，因為他偶爾會到魏爾斯的牙科診所幫忙。庫里這個人啊，什麼使命都必達，樂天朝氣愛生活；他主要在一家藥房工作，不放過任何一個貼補日用的賺錢機會。魏爾斯夫婦決定坐在第一排，庫里的旁邊。魏爾斯太太擔心著，最壞的事恐怕即將發生……

吹牛大師科爾頓尋找自願者，把眼光落在第一排。魏爾斯太太背脊發涼。科爾頓望著霍睿思．魏爾斯，請他上臺。魏爾斯先生可沒怎麼預期有這一回事。庫里看見魏爾斯先生躊躇不決，就表示他自願代替他頭家上臺。科爾頓看來對庫里自告奮勇非常滿意，因為魏爾斯一副嚴肅的樣子，恐怕沒辦法為他的表演帶來庫里所能給予的品質……這位年輕人是個理想人選……

一切的一切都太成功了，庫里縱聲大笑，像個醉漢一樣踉踉蹌蹌，大動作亂揮亂舞，最後還跌落舞臺。他跌下來的時候，腿勾到一根沒釘好的釘子，扯破了褲子，釘子沿著小腿剖開一道長長的傷。霍睿思．魏爾斯察覺到傷口非常深，忍住了一聲痛苦的叫喊，山繆．庫里卻又站了起來，在全場的大爆笑裡，重新開始比手畫腳。科爾頓非常滿意他這第一位自願者的優秀表現，什麼都沒注意到。魏爾斯夫婦稍微幫他們這位可憐的朋友擦擦血，請人送他回家。

表演結束後，夫婦倆前去探問庫里的傷勢。他們看見庫里躺在一間簡陋素樸的房間中，臉部猙獰扭曲，牙關格格作響。

「很痛嗎？」伊莉莎白問道。

「五分鐘之前開始，真的痛到受不了。」庫里說。

「您這話什麼意思，之前是不會痛嗎？」霍睿思相當驚訝，他彎下腰來查看庫里的小腿。

膝蓋淤血了，腫成兩倍大，小腿的撕裂傷非常深，還緩緩滲著血。

「可是，您跌下來之後，真的什麼感覺都沒有？」霍睿思鍥而不捨追問。

「對，什麼感覺都沒有，不過現在，我愈來愈痛了。」

「我真的非常非常感謝您。」霍睿思對庫里說。

魏爾斯太太與庫里望著他，目光滿溢著驚訝。魏爾斯先生難道也昏頭了？

「沒錯，我想，讓您之前不會痛的，正是笑氣。」霍睿思繼續說。

「我覺得自己一定幹了蠢事，」庫里說，「講真的，發生了什麼事，我記不太清楚了。」

「沒有，你表現得無可挑剔。我真的非常非常感謝您。」霍睿思堅持重複這一句。

魏爾斯夫婦離開庫里的住處時，伊莉莎白想知道究竟是怎麼一回事。她先生就只跟她說了，他剛剛澈底變革了拔牙師這門技藝，他終於能成為牙醫了。

翌日，霍睿思．魏爾斯要求他的搭檔幫他拔掉一顆痛了一陣子的臼齒；與此同時，他請求吹牛大師科爾頓帶著笑氣前來他的診所。他認為他需要很高的劑量，才能免於疼痛。手術時，霍睿思深深吸入笑氣，吸到臉色蒼白。他的搭檔眼睹如此情景，猶豫著要不要中止手術，但最後還是同意了霍睿思堅定不移的請求；手術進行的時候，霍睿思昏昏沉沉暈了過去。

「那麼，我這顆臼齒，你拔了嗎？」霍睿思詢問他的搭檔。

「你這話什麼意思，剛剛你沒感覺嗎？我費了九牛二虎之力才拔掉的。」

「有啦，有感覺，我覺得像被蚊子叮了一口。」

然後，霍睿思洪亮地縱聲大笑，笑聲夾雜著歡呼。笑氣帶來的效果。

沒話說。霍睿思．魏爾斯剛剛正是透過自體實驗，發明了全身麻醉。有時候，醫生也會拿自己當白老鼠。弗雷德里克．班廷（Frederick Banting）與查爾斯．貝斯特（Charles Best）這兩位加拿大人就是這樣，一九二一年十二月，他們幫彼此施打胰島素來測試效果，為醫學史寫下數一數二輝煌的一頁。

我們可以把在霍睿思．魏爾斯入迷的目光中搞笑出醜的山繆．庫里視為全身麻醉的零號病人。在魏爾斯與庫里以前，乙醚與笑氣只不過是貪婪逐利的巡迴賣藝業者以及創造力貧乏的教授拿來擺弄的娛樂。但只要某一位觀察者腦袋裡的開關轉開了，笑氣的科學價值也就顯現了出來。魏爾斯就是這個觀察者，庫里則是他憑空出現的白老鼠。魏爾斯既是全身麻醉的發現者，也是全身麻醉的一號病人。這一次很難得，病人總算不能隨便忽略了，因為這個病人正是醫生本人。

然而，醫學是忘恩負義的，醫學史常常不公正。名留青史的全身麻醉正式發現者另有其人：是某位名喚威廉・托馬斯・格林・莫頓（William Thomas Green Morton）的先生。這個莫頓啊，是個賒帳購貨轉賣後捲款潛逃的寡廉鮮恥之徒。他也曾讀過牙科，不過還沒讀完，就走投無路去跑路了。他在哈特福邂逅霍睿思・魏爾斯的時候年方二十三。時值一八四二年，比我們故事的開頭還早兩年。當時，莫頓聽了魏爾斯這位長他幾歲的大哥的話，決定金盆洗手、重塑一個好名聲，並跟魏爾斯結成事業拍檔。之後，莫頓很快就離開了魏爾斯，落腳他方，得益於魏爾斯教給他的東西。

因此，一八四四年十二月，魏爾斯這位莫頓的前搭檔發現一氧化二氮的功效時，莫頓本人並不在場。不過，在魏爾斯發現笑氣用處後的幾個月，莫頓卻可恥地趁機從魏爾斯的時運不濟中獲利……

在成功麻醉好幾個病人之後，魏爾斯決定將自己的發現公諸於眾。一八四五年初，在麻薩諸塞州總醫院（Massachusetts General Hospital），魏爾斯在知名外科醫生——約翰・華倫（John Warren）教授、華倫的一群學生，以及專程為此與會的觀眾面前，公開了自己的發現。魏爾斯為一個前來拔牙的學生施用笑氣。不幸的是，施放笑氣的面罩太早拿開了，手術的時候，這個學生高聲嚎叫了起來。華倫教授完全不相信什麼全身麻醉，這個學生是不是故意大喊大叫，來討他老師華倫的歡心？我們永遠不會知曉。一位外科醫師，一名學術大佬，一個上流名士，能夠去相信一個拔牙師的發現嗎？

「亂搞，亂搞！」面對魏爾斯實驗眾目睽睽的失敗，華倫教授、教授的一眾高足，還有成群觀眾，齊聲叫喊起來。

莫頓在場目擊了他昔日老師與夥伴所遭受的這場羞辱。同一天的晚上，他請求魏爾斯重新示範一次，這一次，麻醉的效果無可挑剔。莫頓深受誘惑，他想像著，如此的發現能夠帶來多少的錢財。然而，他可不能這麼迅速、這麼明目張膽背叛自己的老師。所以，他決定運用乙醚；乙醚與笑氣一樣有效，儘管對人體來說，乙醚似乎比較難以忍受。莫頓將要投入的戰鬥是「乙醚對抗笑氣」，這樣的戰鬥比「學生對抗恩師」來得高尚。此外，莫頓比起魏爾斯來說要精明得多了，魅力也大大勝過後者。科學的歷史也同樣充滿了政治。

一八四六年十月十六日星期五，經過一年多的試驗，莫頓準備好了。他時年二十有七。在同樣那間麻薩諸塞州總醫院，同樣那位約翰・華倫的面前，他以一個脖子長了大腫瘤的人為對象，重複了魏爾斯的示範。病人渾然無感。大獲成功，掌聲滿堂。這一天成為了名聞遐邇的「乙醚日」(Ether Day)，標誌了官方歷史裡全身麻醉的誕生。上演了莫頓篡奪魏爾斯勝利的這座廳堂被重新命名為「乙醚圓頂堂」(Ether Dome)，烙上了乙醚功效發明地的正字標記。比起巡迴賣藝業者的破爛棚子，這座威望崇隆的殿堂更配得上如此偉大的發現。

與其他許許多多的人一樣，莫頓深明如此道理：要想名留青史，才華洋溢是不夠的，還需要人和——選對受眾，地利——選對地點，以及天時——選對時機。莫頓的墳墓上刻著這樣的碑文：「吸入性麻醉的發明者與發現者：此君以前的所有時代，外科手術乃是極致痛楚。有賴此君之功，外科手術的苦痛得以免除、消滅。此後，科學控制了痛苦。」如此的墓誌銘應該要是魏爾斯的才對。

與此同時，魏爾斯繼續用笑氣動手術。他很快就領悟到自己永遠競爭不過狡猾的莫頓。他遠走高飛、闖蕩巴黎，在讀了一篇談論氯仿（chloroforme）的麻醉用途的文章後，又回到了紐約。與昔日親身試驗笑氣一樣，魏爾斯親身試驗氯仿。他走錯的這一步將會要了他的命。他不知道氯仿會導致強烈成癮，對心理層面易感之人尤其如此。魏爾斯應該就屬於這一類人。他失去了理智。一八四八年一月，他因為朝兩名妓女的臉上潑灑硫酸而鋃鐺入獄。就在同一年，身陷囹圄的他割斷了自己的股動脈，自盡身亡。要走上如此境地，恐怕必須同時要有氯仿的作用以及罹患躁鬱症才有可能。

再回來看莫頓與乙醚帶給他的成功。無論是對莫頓，還是對其他許多美國人來說，一個點子要是沒法讓人發大財，就算不上真正的好點子。真不幸，乙醚家喻戶曉，莫頓沒辦法為乙醚申請專利。他於是製造了一種乙醚與柳橙油的混合物，將之命名為「忘川水」(Letheon)。是要騙誰啊，所有人都知道這「忘川水」裡，只有乙醚有實際功效。為眾所皆知的物質隨便加上一個添加劑，為其發明新的性質，是製藥產業中已經變得司空見慣的操作手法，這種不實在的把戲讓錢財滾滾而來。莫頓至少發明了這種灌水摻沙的勾當。

最後，也別忘了全身麻醉的光怪陸離發明史裡那第三名無賴，一切可都是從他開始的——流動賣藝業者科爾頓。他繼續以牙科為業，與另兩位牙醫開了一間公司來推廣笑氣麻醉。之後，他覺得自己賺得不夠多，就跟上美國西部的淘金熱，闖蕩去也。他積重難返的洞見缺乏讓這場新冒險也落得失敗的下場。於是他重操牙醫與笑氣的舊業，這兩件算不上他真正使命的事！

霍睿思．魏爾斯發現笑氣麻醉用途後的幾年之間，全身麻醉的操作在氯仿、乙醚、笑氣，還有許多不同的新製劑混合品的使用之間游移不定。一八八〇年時，全身麻醉操作變得安全且規範井然，外科學從此義無反顧邁入了現代。昔日，外科手術是主「外」（externe）的，動刀的對象僅限於牙齒、膿腫、傷口，還有手術刀能夠輕易抵達的所有部位。接著，外科手術搖身一變成為了對「內」（interne）的手術，有能力深入身體與器官的最深處。如今用來指稱醫學生的「見習醫學生」（externe）與「實習醫生」（interne）的詞彙，就源於這一場麻醉革命；這場革命要歸功於一個巡迴賣藝業者、一個丑角、一個拔牙師，還有一個深諳如何魅惑鷩腳學術大佬的無賴。

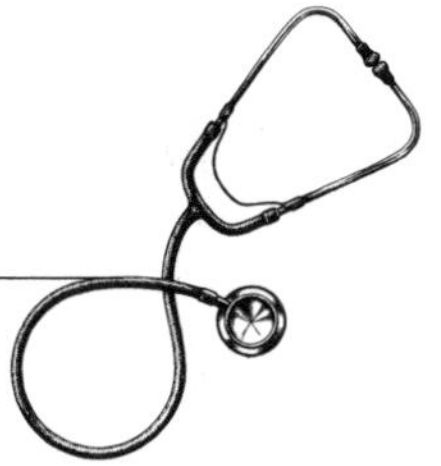

菲尼亞斯的靈魂

中佛蒙特鐵路公司（Central Vermont）的工程師們不知所措。建造成本必須儘可能壓到最低。他們這間公司創立於一八四三年，至今短短五個春秋；憑著壓低報價，他們奪下了連接美國佛蒙特州與加拿大這段鐵路的建造合約。

佛蒙特州卡文迪許（Cavendish）正北方的小山丘，岩盤非常堅硬。他們如果決定鐵路要穿過這岩盤，就必須開鑿兩公里多的隧道；相反地，如果他們選擇繞過小山，路程至少必須多估十公里。為了旅途的時間長短著想，選擇直線穿過小山丘比較好，但成本也比較高昂。他們的意見並不一致。他們決定把工頭們叫來參詳最佳解。

菲尼亞斯．蓋吉（Phineas Gage）是中佛蒙特鐵路公司首批工人的其中一員，公司雇用他時他才二十歲。他精力充沛、沉著持重、勤勉任事，讓大家都很滿意，很快就步步高升。要鑿穿山丘，還是繞道而行？他的回答既迅速、又明確：必須穿越岩盤；他們已經買了一種效果非常好的新炸藥，那塊岩盤也有能夠輕易解體的裂縫。「再請工程師先生們裁示。」菲尼亞斯恭敬地說。菲尼亞斯從來沒有做過錯誤決策，而他平靜穩重的性格也讓工人們油然升起敬意，總是專心聆聽他說的話，因此，決定啦，他們要鑿開這天殺的山丘。這樣就能省下碎石、枕木與鐵軌。

一八四八年九月十三日這一天，菲尼亞斯在他剛剛用挖掘桿（barre à mine）挖出的洞裡填入炸藥。這根金屬打造的挖掘桿長一公尺有餘，重達六公斤，對菲尼亞斯這個身強體健的年輕人來說是個稀鬆平常的工具。他還沒有把用來防止炸藥在點火前意外爆炸的安全沙填放進去。

有個工人叫喚他，他轉過身去，那根挖掘桿順勢滑落洞底。瞬即發生了可怕的大爆炸。挖掘桿以砲彈的速度轟飛出來，垂直刺入菲尼亞斯的左臉頰，爆破了他的一隻眼，然後從額頭正後方的顱骨中央穿了出去。骨頭與腦的碎片在菲尼亞斯的頭上飛舞，那根桿子又飛了二十公尺才墜地。他手下的工人驚愕萬分觀看著，企圖喊叫，卻一聲都叫不出來。讓其他所有人轉身關注的，是爆炸的聲響。

菲尼亞斯沒有倒下，他搖搖晃晃，單膝跪地。所有工人朝他一湧而上。這些他的同事裡，就算再怎麼身經百戰、再怎麼鐵石心腸的人，都承受不了看上菲尼亞斯的傷口一眼。最令人不敢置信的是，菲尼亞斯還在對他們說話，有些字他們聽得出來：苦……痛……眼睛……桿子……看來，菲尼亞斯並不願意馬上死掉。救人喔。快一點。叫一輛馬拉車來。

卡文迪許的醫生名叫哈洛（Harlow）。在馬拉車裡，菲尼亞斯抽搐了幾次，接著以比較清楚的方式說起話來，倒沒怎麼喊疼。抵達哈洛醫師的診所時，他試著自己走路，不要人扶。看見菲尼亞斯時，哈洛醫師驚惶地以雙手捂住嘴巴。這時，菲尼亞斯用一種也許是裝出來的從容，平靜地對醫生說：「我想，您有得忙了……」

全世界所有神經學家甚至一般大眾都聽過菲尼亞斯．蓋吉的故事，因為這個故事讓人理解額葉（lobe frontal）的功能。情緒、道德感、同理心，以及社會化能力——就我們所知，額葉至少掌管著上述種種。

確實如此。除了失去右眼，菲尼亞斯痊癒了過來，沒有癱瘓，沒有嚴重的後遺症。頭顱與臉部的骨頭癒合了，疤痕變得沒那麼慘不忍睹。菲尼亞斯健康得不得了。然而，他與親友生命中許許多多的事物都發生了變化。這些變化不太是醫學能管得到的。

菲尼亞斯，這個原本殷勤、平和、溫馴、誠實、和藹的人，變得任性、好鬥、狡獪欺詐、缺乏定性、粗俗無禮、謊話連篇。他換了好幾個國家、換了好幾次工作：馬伕、公共馬車駕駛，還依賴著那場意外留給他的微薄賠償金養起馬來。他更參加了一場場巡迴展覽，拿著他那根挖掘桿，宛如手執權杖。他，那名謹慎周延的模範鐵路工頭，成為了巡迴賣藝場的小小國王。

職業生涯與性格情緒雙雙飄乎亂蕩十年後，菲尼亞斯回到了舊金山的親友身邊。三十六歲時，他死於一場嚴重的癲癇發作，在舊金山劃下了生命句點。那根桿子最終還是贏了。最後的贏家還有醫學，因為從此以後，大家都認識了額葉症候群（syndrome frontal）所導致的行為障礙還有額葉所發揮的作用。對生命的存續來說，額葉可有可無；對開展社會生活而言，額葉卻不可或缺。

菲尼亞斯．蓋吉，他是情緒方面的神經生理學（neurophysiologie）的零號病人，他是備受創傷的倫理道德破壞者。找到靈魂棲居之處的，是菲尼亞斯的挖掘桿。

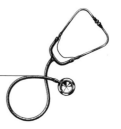

歇斯底里症的三位英雌

我們永遠不會曉得，歇斯底里症（hystérie，亦稱癔症）的零號病人是哪一位。這項疾病的始作俑者，恐怕是那條煽惑夏娃將禁果給予亞當的蛇。禁果下肚以後，赤身裸體在亞當與夏娃的眼裡變成了威脅，接著，性也成了永恆的危險。伊甸園的歇斯底里症沒有性別之分，以衣蔽體是這項病症的第一起症狀。

法老王時代的埃及，歇斯底里症烙上了性別的印記，從此只與女性有關，因為醫學是男性的禁臠。只有女性會罹患那些讓身體以無可理解的方式表達的疾病。歇斯底里症那些不固定、不規則的症狀被詮釋為是子宮在身體各個部位遊走的結果。為了讓子宮歸位，醫生開立的處方，是燃燒蠟來薰蒸陰道口。這方法是否見效，我們不得而知，但我們至少能推測：施用這種療法，只不過是把那種痛換成這種痛罷了。

年代再晚些，歇斯底里症被診斷為魔鬼附身；搖身一變成為這種病症的理想療法的，是驅魔。身罹此害的，一律是女性的身體，因為治療師——清一色是男性——同時也是神父，不可能遭到惡魔入侵；就算被入侵了，也是低調而不張揚，這種低調的態度與神職人員很匹配。

很久很久以後，歇斯底里症的症狀證實也會出現在雄性智人的身上。那就絕對必須為子宮與魔鬼平反啦。於是，大腦又被選擇為歇斯底里症的巢穴；選擇攝護腺或睪丸為歇斯底里症的大本營畢竟不妥。

歇斯底里症開始成為精神醫學（psychiatrie médicale）貨真價實的主題之際，仍在很長一段時間裡與性別連結：雄性醫生與雌性病人。揭開現代歇斯底里症序幕的，是二、三十年充滿浪漫色彩的相關醫學進展。這齣性與臨床難分難解的肥皂劇裡，最絢爛的篇章在一八七〇至一八九〇年代，由三位女性寫就。這三名女子在官能情欲上大鳴大放，同時順從地把自己交託到在科學上大鳴大放的實驗者手上。這三名女病人的故事全都有可能不符事實，因為第一手的敘事者無論是神經學家還是精神科醫師，都是男性，性干擾了他們的臨床方法，讓他們陷入泥淖。不過無論如何，這三位女病人裡，每一位都有資格獲得認定為現代醫學意義上的歇斯底里症的零號病人。

奧古詩婷

路易絲・奧古詩婷・葛雷茲（Louise Augustine Gleizes）的生命盡是磨難。在她誕生的年代，許多爸媽無力負擔專業保姆費用的小孩子都逃不過夭折的命運。奧古詩婷的三名兄姊便是如此不幸早夭。她僥倖逃過了這悲慘的天數，一出生就被送到鄉下的保姆家。

奧古詩婷的父母在一個資產階級家庭裡做僕傭，沒時間照顧她，她的童年是在一間教會寄宿學校度過的。她就是在這所學校裡逐漸探索自己的身體：她與幾個密友一起撫摸身體，然後一起因此受罰。週末與假期她在巴黎度過，她的父母一向忙碌，將她交給她的兄長安湍（Antoine）照顧。她的安湍哥哥之所以會來到這個世界，是因為奧古詩婷的母親遭到了老闆——某位C先生的強暴。這個早熟的同母異父哥哥暗中破解了成人性交的祕密，並以此自豪，四處張揚炫耀。

奧古詩婷——大家約定俗成使用她的中間名——在她母親決定她從此可以工作了

的時候，年方十三。要把這個桀驁不馴，青春期的身體也還沒發育完全的女兒嫁掉，還嫌太早。得找另一種方式來安排她的去處。她母親與身兼自身強暴者、老闆與情人的C先生在床笫之間進行了一場場齷齪下流的協商，成功讓C先生接受奧古詩婷也來為他服務。僕役身分往往一代繼承一代，比地役權（servitude foncière）還更代代相傳。奧古詩婷的母親不可能不曉得，她女兒也將慘遭尊卑關係帶來的強姦，這種上對下、貴對賤的強暴，是當時資產階級家庭奉為圭臬的宗教戒律與禁忌所必然導致的後果。不過，在那個時代，要得到包吃包住的差事，就必須做出一些犧牲。只要老鴇很窮，上帝就原諒她；只要強暴犯屬於上流社會，上帝也原諒他。

與奧古詩婷的母親相比，C先生——歷史就這樣低調記錄了這位家宅之主的名字——要逼奧古詩婷接受他那些勾引挑逗，得費上更多力氣。這個小女孩表現得很不穩定，叛逆得相當怪異。她會擺出一些勾引的姿勢，這些舉止似乎是她接受勾引的徵兆；同時，她也會做出種種超過她的身分所能做的表達憤怒的舉動。為了逼她接受自己的示好，C先生不得不做出恐怕在他計畫之外的激烈行為。他拿剃刀威脅她，終於草草跟她交媾了一次。在一個篤信天主教的端正家庭裡，這些事情一般來說不會發生。遭到強暴的隔天，奧古詩婷開始腹痛、嘔吐；這個忘恩負義的小妮子澈澈底底不在乎何謂禮貌。她的症狀實在太過招搖，C先生別無選擇，只能把家庭醫生叫來。於是，奧古詩婷沉默不語，間或閃露控訴的目光。醫生沒有對她進行檢查。檢查有什麼用？每個人都知道，年輕女孩肚子痛，是因為月經的關係。C先生、C太太，還有奧古詩婷的母親都對這從天而降的裁示非常滿意，這個籠統的診斷之所以值得推崇，是因為它迴避了病人的特殊之處。

不幸的是，沒過幾天，奧古詩婷又發病了，這一次，她詭異地抽搐著。C先生別無選擇，辭退了奧古詩婷。氣氛沉重了起來，C先生害怕消息走漏，他們夫婦的和諧會化為烏有。

奧古詩婷二度抽搐時，她父母找來的醫生做出了明確的診斷：她罹患了歇斯底里症。漸漸地，症狀一個接一個輪番迅速上陣：顫抖與紊亂的動作、右半身失去知覺、肌肉痙攣、右腿癱瘓。剩下住院這個解決辦法了。一八七五年，路易絲·奧古詩婷·

葛雷茲住進巴黎硝石醫院（hôpital de la Salpêtrière）時，年僅十四歲。

奧古詩婷沒有配得上「父母」稱謂的雙親，沒有知己，也沒人保護她。她唯一的盟友是自己的身體，只有她的身體能真的自由表達。而就在這裡，在硝石醫院，她的這種身體表達將達到巔峰……

那個年代，攝影這種藝術才剛誕生，攝影藝術家對所有主題都百無禁忌。還沒有哪位攝影師進到醫院拍攝，奧古詩婷住院後不久，第一個敢這麼做的攝影師闖進了硝石醫院。他為了奧古詩婷深深著迷：這個女孩散發著未竟之美，她在一連串醜陋的肢體扭動後，會凝止在種種令他不安、又優雅無比的姿勢。攝影師立刻發現，這一個個洋溢著激情的姿態，有潛力成為絕佳的攝影題材。他將讓奧古詩婷搖身一變成為硝石醫院的明星、成為歇斯底里症的原型。

當時，尚—馬丹．沙考（Jean-Martin Charcot）[8]教授在硝石醫院擔任主任醫師。

8　譯注：亦譯尚—馬丁．夏爾柯。

他是享譽全球的神經學家，接手掌理了這個收治了百餘名癲癇與歇斯底里症患者的機構，這些患者大多數是女性。沙考跟那個時代的所有醫生一樣，使用臨床解剖學（anatomoclinique）方法：首先，鉅細靡遺紀錄下病人一生中某項疾病的所有症狀；然後在病人過世後，對病人進行屍體解剖，以此將症狀與器官、組織或細胞損害建立關聯。這個方法奠定了現代醫學。如果屍體解剖沒有發現什麼肉眼或顯微鏡可見的異常之處，他們會這樣下結論：該疾病並不是器質性病變，而源於某項功能性障礙。沙考沒法理解的是，歇斯底里症有這麼多神經學上的症狀，為什麼神經系統卻完全看不出來有什麼損害？他那臨床醫師的抱負與卓越神經學家的身分推搡著他不顧一切代價，誓要破解歇斯底里症這項拒不對科學敞開的病症，其病理生理學（physiopathologie）的謎奧。

沙考醫師看過了奧古詩婷的那些相片，要求道：奧古詩婷要是再次發病，就通知他。奧古詩婷病發得非常頻繁，沙考的這項要求因此非常容易滿足。這一次，輪到沙考醫師深深著迷了，奧古詩婷這個病人以規律的、教科書式的精準方式，展現歇斯底里症的所有階段、所有症狀。暈厥、抽搐、種種僵直姿勢、失去意識，醒來後失憶或譫妄——奧古詩婷樣樣都不缺。沙考馬上決定，他要把奧古詩婷變成他的臨床範例。他要把她打造成他的「鉅作」……

沙考這個野心勃勃的學術大佬也是個社交名流，他打造了一種宣傳曝光的機制，在我們今天看來，沙考的手法會遭致倫理譴責。除了對自己的實習醫生授課，他還開辦了「週二晨間課程」來展示他手中一個又一個最最燦爛的臨床案例。對沙考舉辦的這一場場出名到全歐洲去的半學術、半社交的集會，記者、醫生、名流與政客全都趨之若鶩。

當時，催眠這項實驗療法正蓬勃發展，而奧古詩婷尤其有個優點：她對催眠非常有反應。她很快成為了沙考這些半授課、半展演的聚會上的明星。沙考在說明催眠會讓大腦解離，也就是一部分的腦睡了、同時另一部分的腦醒著之後，就拿奧古詩婷當證據。他會不慌不忙地，在她的某一軀肢觸發癱瘓，然後，他可以單單用一個詞或單單壓一下癱瘓的軀肢來治好這個癱瘓。沙考特別說明，歇斯底里症患者對暗示與催眠尤其敏感，此乃歇斯底里症的一大特徵。壓一下眼瞼，他這位女病人就失去了意識；再壓一下眼瞼，她就又甦醒過來。我們永遠不會曉得，這些聽眾是為了學術追求而來，還是為了沙考教授在美人奧古詩婷身上隨意觸發的這些洋溢著情色氛圍的姿勢表演而來。

一八七七年，奧古詩婷的病達到了巔峰。這一整年，她發作了一千兩百九十六次，等於一天發作三、四次！然而，兩年後的一八七九年，她獲得宣布為已治癒。她在醫院中的身分於是從病人轉為服務人員。一日為僕役，終身為僕役。就官方說法來看，她是康復了，不過，她仍持續獻身於沙考的實驗。沙考教授是不是深深著迷於奧古詩婷，著迷到干冒失去信譽、貽笑大方的危險？他的週二晨間課程開始變調，與其說是醫學課程，倒更像是巡迴賣藝表演。彈指之間，沙考就讓奧古詩婷陷入僵直狀態，身軀變得像橡膠人偶一樣能夠任人操縱。觀眾可以上前擺弄她。然後，只憑一個字，沙考就喚醒了奧古詩婷，觸發了醒轉的幻覺；在幻覺裡，她有時會提到某個她渴欲著、但卻拒絕她的人。

人們指控沙考喪失了理智，把一個瘋女人變成了性對象（objet sexuel），藉此謀取榮耀與歡愉。無可避免地，大家指控沙考與奧古詩婷暗通款曲。漸漸地，奧古詩婷這位昔日的明星，這個硝石醫院的吉祥物，這名曾讓沙考教授大受震撼的歇斯底里症模特兒，如今受人賤鄙。她那些名聞遐邇的相片如今引來了排山倒海的惡意又猥褻不堪的評論。奧古詩婷病情再度紮紮實實惡化了，必須強制住院治療。一八八〇年，她扮成男人，成功逃離了病院。

沙考倒沒有失去神經學權威的聲名。好幾種神經學上的疾病與症狀以他為名。全歐洲許許多多的醫生都繼續上他的課。一八八五年，他收了一個年輕的奧地利學生，這個奧地利年輕人對催眠與歇斯底里症尤其感興趣，他的名字是西格蒙．佛洛伊德（Sigmund Freud）。

在歷史學家的眼中，奧古詩婷是沙考的玩物、陪襯。而在文學與電影裡，沙考則是奧古詩婷的玩物、陪襯。奧古詩婷以自己的方式成為了女性主義者。

歇斯底里症的臨床史建立在醫病關係的曖昧與謊言上，這種病的病理生理學奧祕迄未揭曉。

愛蜜・馮・N

方妮・蘇爾策—瓦特・德・溫特圖爾（Fanny Sulzer-Wart de Winterthur）女男爵是財富與美貌的化身。她的家族是巴伐利亞貴族，家族財富在瑞士算得上數一數二。

二十二歲時，她與亨利・慕時（Heinrich Moser）結為連理，亨利大她四十三歲，身家富裕，旗下坐擁慕時鐘錶廠。他決定讓方妮成為他唯一的繼承人；為了彌補年齡的差距，付出這樣的代價是合邏輯的。一如預料，老邁的丈夫先她而去，讓她搖身一變成為財富倍增的年輕寡婦。她顯赫的財富與美貌在管理人和追求者帶來的雙重壓力下，很快就成了負擔。

她開始出現數不勝數的歇斯底里症症狀，這些症狀複雜到需要最好的專家來診治。跟有錢人的症狀比起來，窮人的症狀遠遠沒那麼引人垂涎。醫學在這一點上倒沒什麼進步。

奧古斯特・弗黑爾（Auguste Forel）是第一位應請求前來治療她的人。這個弗黑爾是眾所周知的種族優生學（eugénisme racial）支持者。一如往常，要挑選哪位醫生治病，醫術不是唯一判準，必須一併考量社會判準：醫生與病人必須在社會上顯得相稱相配。請一個診治窮人與底層人民的醫生來檢查有錢佬或貴族，那恐怕就有所不宜、有失體面了。從書本裡與擔架上培養出的能力永遠無法比得過在沙龍裡醞釀出的手腕。這就是為什麼，這次輪到了偉大的尤金．布魯勒（Eugen Bleuler）被呼召到方妮的床前。與沙考對待奧古詩婷的態度比起來，布魯勒這位思覺失調症（schizophrénie）[9]的專家面對方妮，就顯得比較謹慎、比較知道分寸了；他並不想要在方妮的大腦迷宮裡闖蕩冒險，於是推辭任務，拱手讓賢。又有另外好幾個精神科醫師輪番造訪方妮女男爵的城堡，一概都無功而返。跟悲慘的女僕相比，有錢的財產繼承人是比較不聽話的。

一八八九年，方妮四十一歲，決定遠赴維也納求醫。維也納有位醫生，大名

9 譯注：舊譯「精神分裂症」。

是約瑟夫·布羅伊爾（Josef Breuer），以催眠療法獲致了烜赫的聲名。這種宣洩法（méthode cathartique）以治好了幾例歇斯底里症著稱。布羅伊爾這位奧地利醫生看起來與他的瑞士同行布魯勒一樣，對插手方妮這個張力強烈的案例感到遲疑。他寧可將她轉介給一個名叫西格蒙·佛洛伊德的年輕同行。就是同樣的這位佛洛伊德四年前曾受沙考的展演所吸引，還下了堅定的決心要透過歇斯底里症揚名立萬。

佛洛伊德馬上就被方妮這個病人吸引住了。沒人知曉，佛洛伊德的這種著迷，究竟是怎麼樣的著迷：醫學的、性的，或是更可能兩者兼有。但我們可以確定的，是他決定把方妮變成一個經典範例，利用她來讓自己的職業生涯更上一層樓。似乎女性的歇斯底里症唯一的目的，就是為男性的野心服務。女性向來是奠定各個不同學派的根基，這些學派卻鄙視她們、剝削她們。對這項觀察，我並沒有說得通的人類學假設。

佛洛伊德鉅細靡遺描述了方妮這個病例：痙攣性言語障礙，甚至造成結巴；手與臉抽搐不已。令人吃驚地，他將方妮聲音的某些抑揚頓挫比擬為松雞（coq de bruyère）交配終了時發出的叫聲。佛洛伊德竟做出了這種比擬，那麼換他的某個同行來分析分析他，也可以說入情入理了。現實中，卻沒有哪個同行真的跑去分析佛洛伊德。佛洛伊德對方妮提供了好幾場催眠以及按摩，療程為期兩年。

傳言道，佛洛伊德的宣洩法比布羅伊爾的宣洩法還有效一點點。就算這是真的好了，方妮的病苦也只得到短暫的緩和。在瑞士，在奧地利，甚至遠到瑞典，精神科醫師繼續在方妮身邊來來去去。診斷無一例外，像屠刀一般狠狠剁下：難以動搖的歇斯底里症，冥頑不靈的歇斯底里症，病入膏肓的歇斯底里症。傳言也說，為了方妮這個病人，佛洛伊德創造了「歇斯底里症」（hystérie）這個詞。這個傳說純屬虛構。

無庸置疑的是，方妮與佛洛伊德的關係漸趨緊繃，也愈來愈牽涉到性。詳述這些病例的就只有主責的醫生，所以，草創期的精神分析診間裡究竟有什麼祕密，外人就很難知曉了。佛洛伊德自己則記述道，他與方妮的邂逅漸漸瀰漫著濃厚的性氛圍。據他所言，有一天相當奇怪，方妮請求他不要動，不要說話，不要碰她。另外，這項宣洩療法能有什麼效果，方妮也愈來愈懷疑；經雙方同意，他們決定中止這項治療。

這一個個大膽闖蕩心靈的新世代臨床醫生與他們富有的女病人之間究竟有著什麼

樣的關係，我們永遠不會知曉。這些記述者在臨床上的成功本質為何，他們自己諱莫如深；在談論經手的女病人時，他們倒都相當巧妙，為她們取了假名。與沙考的奧古詩婷不同，方妮·慕時這個病例在布羅伊爾與佛洛伊德的筆下，使用了愛蜜·馮·N（Emmy von N.）這個聲名遠播的假名。

安娜·O

現代歇斯底里症傳奇的第三位零號病人名喚柏莎·帕本罕（Bertha Pappenheim）。她的假名——安娜·O（Anna O.）遠較真名還名聞遐邇。這個假名是由她真名的兩個起首字母各往前推一個字母[10]所組成的。

這位柏莎或安娜——要怎麼稱呼都可以——生於一八五九年。她與奧古詩婷、愛蜜·馮·N這兩位與她在史冊裡互別苗頭的前輩截然不同。她證明了，誰都可能罹患歇斯底里症；雖然說，男性也會染上歇斯底里症這檔事，尚未得到公認。要到很久以後，學界提出了證據，證實了心理與靈魂的普遍性，這方面的性別平等才獲得彰顯。

柏莎出身於信奉猶太教正統派的資產階級。她雖有如此的家系傳承，仍選擇了另一條艱難道路：她擁抱了不可知論（agnosticisme）。如此勇氣頗令人肅然起敬。她是一位積極投入的女性主義者、社會議題鬥士。她迄今以身為德國社會工作的主要奠基者聞名於世。她能流利運使五種語言，還頗富詩才。觀察家無一例外，都形容她謹肅持重，聰慧過人，對貧苦失依之人滿懷同情。

十九歲起，歇斯底里症的經典症狀，她開始一樣一樣上身，最後幾乎樣樣不缺：忽而左半身、忽而右半身的攣縮與癱瘓，與傳入神經纖維的區域不相符的皮膚感覺缺失，視覺障礙，咳個不停。有的時候，她甚至再也聽不懂自己的母語——德文。某些時候，她會精神錯亂、失去記憶、厭食發作。她尤其厭惡水（恐水症）。

受託來診治柏莎的不是別人，仍是布羅伊爾。必須說，他是那個時代的醫生裡，

10　譯注：亦即將B往前推一位，得A；將P往前推一位，得O。

少數不會輕鄙歇斯底里症患者的。他以善心好意對待這些病人，誠懇盼望能施以救助。此外，他相信唯有他的宣洩法得以緩解這些病人的苦。柏莎看來是宣洩法的理想對象。他藉助柏莎來精進他的催眠療法，偶爾添加旨在放鬆的按摩；尤其，他讓柏莎述說。他將這項言說治療比作「清煙囪」，因為他將歇斯底里症定義為回憶缺損所導致的精神障礙。對歇斯底里症的某些症狀，他自稱斬獲了卓越的治療成果。他也詳細講述了，某次治療時，他成功讓柏莎永遠擺脫了恐水症的糾纏。

布羅伊爾有位跟他一樣來自奧地利的年輕同行——西格蒙．佛洛伊德。佛洛伊德深深為這位前輩的記述所震撼，與後者開展了深厚的職業往來。佛洛伊德接手診治柏莎，決定擱下催眠療法，發展言說治療。他視此為讓自己的研究與職涯再開新猷的最佳辦法。

可惜啊，柏莎的症狀儘管短暫緩解了幾次——布羅伊爾與佛洛伊德大量記述了這些緩解時光——卻仍然飄乎不定，頻繁復發。一八九五年，布羅伊爾與佛洛伊德共同撰寫了《歇斯底里症研究》（*Études sur l'hystérie*），其中就記述了柏莎的故事；如今，要分辨在她的故事中，哪些是真，哪些為假，仍然是樁難事。佛洛伊德決心讓柏莎成為精神分析的開基案例、成為他第一個成功的臨床案例。柏莎將成為其「鉅作」，一如奧古詩婷曾是其師沙考的「鉅作」。

除了反覆發作的歇斯底里症，柏莎在二十一歲時還染上了肺結核，她的肺病多次復發，讓她屢次住進療養院。而這一切絲毫沒有阻礙她的社會活動。她創辦了一間孤兒院，持續掌理這間孤兒院達十二年之久。一九〇四年，她組織了猶太婦女聯盟（Ligue des femmes juives），還為猶太女性興辦了一間學校。針對賣淫，她也展現出積極的打擊決心，她奔走多國，致力吸引輿論關注賣淫議題。她以筆名保羅・貝特霍爾德（Paul Berthold，即其姓名起首字母的倒置）發表了童話、禱文，還有一部戲劇；在這齣劇裡，幾個遭男性剝削的女性人物展演著各自的變遷推移。

柏莎這位精神分析女主角獲得了鉅細靡遺的關注、研究。好幾位醫生與歷史學家比對了布羅伊爾與佛洛伊德的不同記述以及相關資料，得出了結論：柏莎對布羅伊爾產生了移情，而診療期間也許虛幻、也許真實的性成分傳到了布羅伊爾的太太耳裡，據稱讓後者因此自殺未遂。

顯然，柏莎的歇斯底里症從未治癒。布羅伊爾最後將她關進病房，以嗎啡對其施治，導致她嗎啡成癮。最令人訝異的是，佛洛伊德明知這是一場失敗，卻仍持續在安娜．O的臨床病例上故弄玄虛。

＊

這三位女病人揭示了：現代歇斯底里症歷史宛如一連串的臨床謊言。之後，精神分析在矇騙欺狡、故弄玄虛的路上繼續前行，引致了醫學界的激烈批判。為了躲掉醫界的評判，精神分析師不僅脫離了醫學，甚至還刻意選擇自絕於科學之外。雖說如此，精神分析師仍成功在精神醫學領域樹立了智識權威，直到一九八〇年代才起了變化。

至於歇斯底里症，則從精神衛生（santé mentale）的正式詞彙裡消失了。再也沒有醫生敢說出這個令人憶起他們自身職業歷史上的大男人主義的詞。歇斯底里症的各個不同症狀卻仍存留於臨床醫學中，有了較為謹慎、精確的名稱——各種「身體症狀障礙症」(troubles somatomorphes，亦稱 troubles somatoformes)。從字面意義來看，身體症狀障礙症表現出來的形式（*morpho*）是身體（*soma*）有了障礙，實際上則非如此；身體症狀障礙症導源於精神狀況，表現出來的樣子則是神經與知覺方面的身體症狀：痛楚、癱瘓、口吃、失聲（aphonie，亦稱失音）、暈眩等等。有時候，我們以「轉換」（conversion）來解釋這種從精神狀況往身體障礙的轉變。於此方面，倒必須在某一點上還精神分析一個公道：在身體症狀障礙症這個領域，當醫生讓病人言說，並能懷著善心好意說明症狀的精神根源，心理治療有機會獲致速效。

過度換氣症候群（spasmophilie）以及恐慌症（trouble panique）並非身體症狀障礙症。奧古詩婷、方妮以及柏莎展現出的陣發性發作有了學術名稱：「心因性非癲癇性發作」(crises non épileptiques psychogènes，CNEP)；與癲癇不同的是，心因性非癲癇性發作的患者發作時，其腦電圖是正常的。然而，歇斯底里症仍不斷與癲癇彼此混淆，這對完善歇斯底里症的知識一點幫助也沒有。歇斯底里症就像是醫學無法克服的失敗一樣。

精神產生衝突，身體表現出來，這樣的狀況男女皆有。我們不妨推想：如果醫生是女性，歇斯底里症大概自始就會是不分性別的。自我們的三位女主角以降，歇斯底里症的「轉換」方式有了變遷。道德風俗的解放去除了身體症狀障礙症的情欲色彩。醫學與病人都無法置自己於風尚之度外。沒有疾病與症狀能不受時代、地域與文化的影響。科學史家米爾科・葛密克（Mirko Grmek）提出了「疾病群落」(pathocénose）一詞，以指稱在某一特定的時空中相互作用的所有疾病與症狀。歇斯底里症跟各種傳染病或是心血管疾病一樣，都屬於其所處時代的疾病群落。

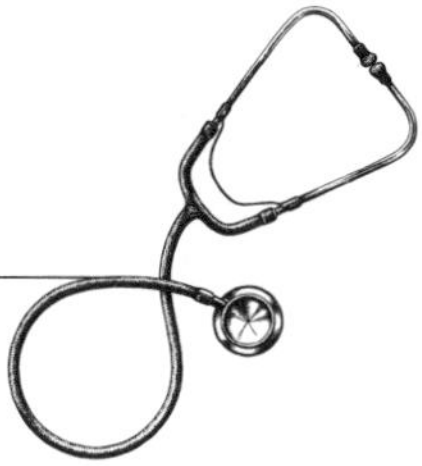

約瑟夫小朋友

一八八五年七月四日清晨五點，斯泰日（Steige）的麵包師傅梅斯特（Meister）先生打發兒子約瑟夫（Joseph）去鄰鎮邁松古特（Maisonsgoutte）[11]的啤酒廠弄一些啤酒酵母回來。從這裡到那裡，用走的僅僅一個小時。約瑟夫小朋友的故事到最後卻環遊了世界、傳遍了全球……

「快去快回啊，等一下還要上學。」

在那個時代，說到學校、說到啤酒酵母，麵包師傅可都沒在跟你開玩笑的。這兩樣少一樣都不可以。

約瑟夫來到邁松古特時，一條狗狠狠撲上他，咬了他的手跟腿。據事後驗傷統計的傷口數量來看，狗咬了他十四口。鎮上的鎖匠試圖用鐵條打倒狗。狗主人馮內（Vonné）先生匆匆趕來，同樣慘遭狗吻。祥和的小鎮洋溢著悲劇氛圍：大家忙將起來，清洗傷口，也不忘關起狗。甚至還有人幫約瑟夫把褲子縫補好。這類小事在電話與緊急醫療救援服務（Samu）問世以來，都變得不值一提了。

就在這一切發生的時候，梅斯特太太擔心著兒子怎麼還沒回來，派了個人去找他。她發現兒子傷勢嚴重，就去請了醫生，而醫生時近傍晚才姍姍來遲。沒有緊急醫療救援服務，也就沒有急診可言。

與此同時，馮內先生帶狗前往另一座村鎮看獸醫。半路上，他與一群警察碰了頭，警察查明了馮內先生的狗充滿攻擊性，毫不囉嗦斃了牠。一旦事涉狂犬病，可不能拖拉躊躇。獸醫驗了狗屍，確認了狂犬病的判斷：狗胃裡有禾桿與小木塊。在沒有化驗的情況下，狗攻擊性強、嗜食異物，乃是診斷為狂犬病的強力依據。

三座村鎮的酒館裡，這件事迅速傳了開來。社會新聞遠比醫生還健步如飛。故事真正開始的地方，是獸醫所在村鎮的咖啡館。有些人聽人說過，巴黎有位化學家為狂犬病病犬施打疫苗，還自稱成效頗豐。化學家名喚路易・巴斯德（Louis Pasteur）。

巴黎遠在天邊，旅途所費不貲。約瑟夫痛苦不已。就算只有萬分之一的機會能避

11 譯注：斯泰日、邁松古特皆位於法國東部的下萊茵省，地近法德邊境。

掉最悲慘的命運，梅斯特太太仍決定孤注一擲。馮內先生因為罪在自己的愛犬而深深自責，提議陪梅斯特母子上巴黎去，他坐擁一輛附設排椅的馬車。一行三人先到了聖迪耶（Saint-Dié）車站，然後搭火車抵達巴黎。三個人之前都沒料想過巴黎這座城市如此複雜。巴黎有這麼多酒館，酒館之間更是互不相識，根本就沒辦法到酒館去打聽某某人身在何方。

所以啦，這位巴斯德先生府上何方？在哪高就？他們靈機一動，跑去了醫院打探。第一間醫院，沒人曉得答案。第二間醫院，裡面的人微微嘲笑了他們要找的這位巴斯德，這位連醫生都不是的冒險分子。另一間醫院的人則跟他們說，巴斯德先生只治療葡萄樹、母雞與狗。梅斯特太太與馮內先生心慌意亂。對這些懷疑、譏諷，他們是一點興趣都沒有。狂犬病的幽靈在約瑟夫頭上陰魂不散，而他們呢，卻陷入了醫生與化學家的衝突裡。

烏爾姆路（Rue d'Ulm）上坐落著巴黎高等師範學院（École normale supérieure），巴斯德就在那裡工作。七月六日的白天，巴斯德接見了他們。梅斯特太太既激動、又滿懷堅定決心，娓娓道來約瑟夫發生了什麼事。路易．巴斯德深受感動，陷入了沉思中。他盼望進展到人體實驗已有一段時間了。就算是在一八八五年，這樣的人體實驗也有倫理上的困難。要是出了問題，沒人會對他手下留情。該有的雄心壯志、政治嗅覺、冒險精神，巴斯德樣樣不缺；他就缺乏醫學來支援。弗勒龐（Vulpian）與葛朗榭（Grancher）兩位醫生檢查了約瑟夫。這個小朋友要出現狂犬病的症狀仍為時過早；然而，所有跡證都表明，他有很高的風險身染此病。每個人都曉得，狂犬病無藥可醫，患者必死無疑。當時，這是人們所知唯一藥石罔效的絕症。

巴斯德的實驗拯救了五十餘條狗，同時卻也殺了五十餘條狗。其狂犬病療法仍處於實驗階段，既漫長、注射又極為痛苦……

決定了。他們無一例外，全都決心一路治到底。最好別太過在巴黎聲張此事。巴斯德在高等師範學院某座附屬建物裡張羅了一間房間給梅斯特母子居住。葛朗榭醫生負責注射。醫學就是這樣煉成的：化學家充填針筒，醫生動手扎針；萬一出了錯，責任兩人分攤。七月六日晚上八點，距離約瑟夫小朋友慘遭狗吻大概六十小時以後，進行了第一次注射。針劑裡裝填的是十五天前死亡的狂犬病病兔的骨髓。十五天是巴斯德所認為的足以讓病毒毒性消滅的時間。

約瑟夫每天扎兩針，總共接受了二十一次注射。他接受的是腹部皮下注射。有的時候，他幾乎沒哭。每一次的針劑都含有比前一次稍稍更濃的狂犬病毒劑量。針劑裡的病毒是活的，這就是為什麼巴斯德會擔心；與此同時，這些病毒是消滅了毒性的病毒，這就是巴斯德的天才所在。整整十天，除了打了一針再一針，針與針的空檔在房間踱步之外，再沒什麼其他事能做了。只能投注以足夠掩飾治療之不足與風險的信心與同理心，量量體溫，拍拍母親的手臂，摸摸孩子的額頭。要在生物醫學上取得成功，只依賴技術，就算技術再怎麼有效，也是不夠的。

七月十六日，巴斯德與葛朗榭決定停止治療。約瑟夫仍然沒有出現任何狂犬病的症狀。這位小朋友疲憊不堪。巴斯德回到故鄉——侏羅省（Jura）[12]，把焦慮深藏故土。葛朗榭負責每天捎給他事態進展。進展異常良好。七月二十七日，約瑟夫與母親回到了斯泰日，獲得了英雄式的歡迎。

巴斯德嚴謹而大無畏地發表了這個案例。約瑟夫的故事隨即傳遍全球……捐贈蜂擁而至，資金的挹注讓研究得以前行；一八八七年，巴斯德研究院（Institut Pasteur）的創建，亦受惠於此。該機構乃是醫學史上第一間跨學科研究院。化學家贏了。

狂犬病疫苗的零號病人——約瑟夫・梅斯特的故事，是我們的國族敘事（roman national，亦稱國家神話）的一部分。然而，推翻英雄，讓他們摔落神壇，這在法國尤甚於其他所有國家，是人人趨之若鶩的運動。再者，編織神話然後更細緻地拆解神話乃是智人的神經生理學特徵。巴斯德的聲望足夠烜赫，是這樣的拆解神話運動的理想對象。只要操弄那經典手法：把真的、假的、疑點、謠言，全都混淆在一起，就可以了。

一八八五年六月二十二日，巴斯德已經為一個小女孩施打了狂犬病疫苗，比約瑟

12 譯注：法國東部省分，地近法國、瑞士邊境，得名於侏羅山脈。即「侏羅紀」的「侏羅」。

夫早十二天。她的名字是茱莉・蒲恭（Julie Poughon）。這沒錯。不過她當時已出現了狂犬病症狀；第一針的隔天她就過世了。在約瑟夫之前，巴斯德也曾為一個罹患恐水症的男人施打疫苗。這也沒錯。拒絕飲水是狂犬病的一項症狀。然而，恐水也可能是歇斯底里的一種症狀。巴斯德自己也承認了，這男人並未染上狂犬病。

好幾位醫生都懷疑約瑟夫・梅斯特的狂犬病診斷是否正確。為狗驗屍時找到了木頭碎片，並不足以證成狗有狂犬病。這樣的批判有其道理。的確，要確診為狂犬病，原本應該要這麼做的：採樣憑內先生愛犬的腦組織，將之接種到兔子身上。他們當時並沒有這麼做，讓後世長久為此存疑。

此外，一個人就算被狂犬病病犬咬到了，也只有差不多五分之一的機率染病。這沒錯。反過來說，巴斯德所操作的毒性消減的病毒倒是有機會導致致命的癱瘓型狂犬病。這也沒錯。以我們今日的眼光看來，巴斯德冒的險簡直不可理喻。約瑟夫・梅斯特接種後一年，巴斯德團隊實施了三百五十次的疫苗接種。其中有些成功了，有些失敗了，有些則恐怕還殺死了病人。其中究竟幾例成功、幾例失敗、幾例致病人於死，至今仍爭論不休；如此的爭論是不會止息的，因為我們永遠不會有當時這些病例的精確診斷。巴斯德的疫苗接種至少致一個十二歲的小朋友於死地，這也沒錯。他名叫儒勒．胡也（Jules Rouyer），在一八八六年被一條來歷不明的狗咬了。驗屍時，他的腦組織接受了採樣，注射到兔子身上，引致了巴斯德的減弱毒性病毒所能導致的癱瘓型狂犬病。沒錯，為了醫學進步，儒勒．胡也犧牲了自己。幾千名小孩子則為了汽車科技的進步，犧牲了自己。詭異就詭異在，只要不自稱想拯救生命，致人於死就變得比較容易原諒。糖業者、軍火販子與菸草商人如此一來真是無可指摘。

巴斯德為約瑟夫打的最後幾針裡面蘊含毒性較強的病毒，他為此受到指責。這倒沒錯，因為他當時施打的是注射當日死亡的兔子的骨髓。這樣一來，這最後的幾針就不太算是疫苗了，比較像是在檢覈前幾針的效果。所以啦，剩下來該弄懂的，是巴斯德的首要關懷究竟為何：是拯救約瑟夫小朋友的生命呢，還是打算為他這方法的功效促成一次煽情的公開發表。對這段神話般的往昔，我們能很清楚指出錯誤。與此同時，我們的製藥產業為了明明不是疾病、或者不須治療的疾病而殺害了數以千計的人，我們卻對此心盲眼瞽、視而不見；可是，這些藥物卻是在政府機關的同意、形式上合乎倫理規範的情況下上市的。只有在投資斬獲報酬很久以後，真相才偶爾水落石出。巴斯德並未遵守當時並不存在的這些倫理規範的任何一條，然而，今日遵守這些規範的人與組織，卻往往遠比巴斯德還缺乏倫理。為何如此？耐人尋味。

又為什麼不能這樣暗示呢：巴斯德之所以與約瑟夫締結友情，偶爾邀他到家裡作客，還資助他經濟所需，是為了廣告公關的需要。這樣，巴斯德才能確保約瑟夫一家人會好意配合他維繫這樁神話。這不無可能。順此一提，約瑟夫小朋友在心裡對自己的救命恩人釀出了無窮無盡的仰慕。我們也不妨暗自推論：約瑟夫小朋友在心理上有其羸弱之處。不然，為什麼他會慘遭狗吻十四口，為什麼他不在被狗咬第一下的時候就一溜煙跑開？

長大後，約瑟夫把他繼父的烘焙坊經營到倒閉。於是，他請求他的救命恩人雇用他在巴斯德研究院上班。他留在巴斯德研究院當實驗室人員，一路到一九四〇年六月自殺身亡。要是狂犬病真的放過了約瑟夫，能致他於此的疾病也就只能來自我們的器官中，最難以理解的那一個——腦部了。約瑟夫自殺的原因至今仍眾說紛紜。德國人當時剛進犯巴黎，出於謹慎，約瑟夫先把家人送走了。他在自殺前夕接獲消息，說空襲殺死了他的家人。這條消息是錯的，還可能是惡意誤導。

在所有這些懷疑、這些神話的拆解裡，至少一件事千真萬確：狂犬病疫苗變得效果非凡。

我們可以肯定約瑟夫．梅斯特是狂犬病疫苗接種的零號病人，但卻永遠不會知曉誰是疫苗接種這璀璨偉岸的冒險旅程的零號病人。因為，疫苗接種的基本概念非常古老。六世紀時，中國人已發展出一套方法，去吸入經過毒性消滅、稀釋的天花病原體。現代疫苗接種貨真價實的零號病人乃是詹姆斯．菲普斯（James Phipps）小朋友。鄉村醫生愛德華．詹納（Edward Jenner）在他身上接種了牛痘（vaccine）[13]。牛痘是

13 由於牛痘與天花兩種病毒是近親，因此感染牛痘能使人體產生得以對抗天花的抗體，是為接種牛痘來預防天花的原理。

一種牛的疾病，人類感染此病只會有溫和症狀。一七九六年五月十四日，詹納劃開了詹姆斯小朋友的皮膚，把染患牛痘的牧場女工的膿敷在上頭。一個月後，他為這個男孩植入天花病毒，後者沒有出現任何反應。這毫無疑義證實了詹納的假設為真。巴斯德承認了詹納早他一步先馳得點，將自己的做法命名為「牛痘法」(vaccination)[14]。

14 譯注：疫苗（vaccin）與疫苗接種（vaccination）的字源即來自牛痘（vaccine）。

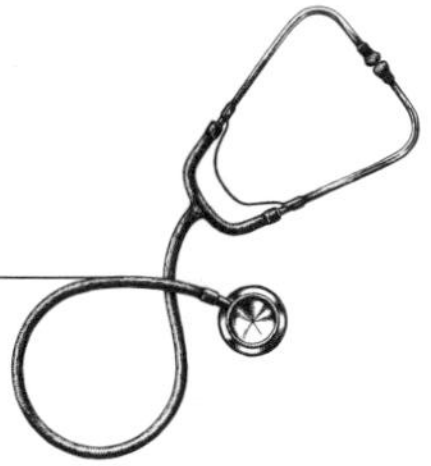

紐約女廚

「零號病人」（patient zéro）一詞傳統上用於傳染病領域。這個詞較「一號病人」為優，因為它所指的對象可能是個「健康帶原者」（porteur sain）。健康帶原者顧名思義，是沒有任何症狀，但攜帶了病原體、將病原體傳染給其他人的醫療對象。健康帶原者不是嚴格意義上的病人，所以我們也會使用「指示病例」（cas index）這個詞。

史學家能粗略追溯出昔日種種流行病的傳播途徑。我們較為確切地知曉，法國最近一次黑死病流行[15]是從大聖安湍號（Grand-Saint-Antoine）上傳開來的，這是一艘來自敘利亞，於一七二〇年五月二十五日停泊於馬賽的船。但要找到這場瘟疫流行的零號病人是不可能的。如今，得益於進步的通訊方法與精確的病毒與細菌基因分析，我們往往有辦法為新興疾病或於某地死灰復燃的疾病追溯出首起病例。

很長一段光陰裡，因為微生物學研究都在有症狀的人身上進行，健康帶原者的概念並不為人所知。過了很久以後，「人可以懷藏病原體，同時卻不會生病」這樣的概念才獲得接受。在腫瘤學（cancérologie）這一塊，無視健康帶原者的傳統思維仍位居主流：很少人能接受，人可以身懷癌細胞卻從不發病。

第一個被認明是地區流行病的指示病例的健康帶原者，是一名愛爾蘭裔的女廚師。她盛名遠播，知名度遠遠超過了故鄉島嶼的邊界。

十九世紀末的愛爾蘭，窮人活得真艱苦。瑪莉・馬龍（Mary Mallon）對此點滴心頭。一八八四年，她年方十五，那年的狀況跟前一年比沒有絲毫起色。她濃密的頭髮高踞臉蛋上方；要是少了那分眉宇間透露的堅毅果決，這張臉大概會相當肉感肥腴。她的身高與體型給人以後她一定會胖起來的感覺。童年物資不足讓她的身體只長好了重點部分——肌肉與骨骼。脂肪層仍未顯形，可以看看以後她的體脂肪會怎麼演變，不過很難看出脂肪增加會給她帶來什麼魅力。

瑪莉有記憶以來，唯一有印象的只有工作。她在洗衣服、搬包裹、削馬鈴薯皮、清茅廁中，度過了身為小女孩的時光。她鐵打的健康、鋼鑄的精神讓她比她的難姊難

15 譯注：又稱「馬賽大瘟疫」（peste de Marseille）。

妹們好上一截，不過這兩項鋼鐵般的特質倒也不妨礙她思索：她也許能過上遠勝如今的日子。為了逃離不幸的命定，她進行了一項又一項的規劃，最後深信自己必須離開她出生成長的庫克斯敦（Cookstown）鎮。必須離開愛爾蘭；更艱難的是，必須拋下親人。也只能這樣啦，他方必定更好。而對當時的愛爾蘭人而言，他方別無他處，唯有那在水一方：那個他方名喚美國或樂土，端視海上來的蜚語流言怎麼稱呼它。於是，瑪莉頭也不回，堅定登船啟航……

船隻泊上了美國海岸，瑪莉的人生艱苦在陸地上仍如影隨形。渡輪行旅蝕盡了她所有積蓄。她做種種時薪給付的零工，在寒冷的倉儲裡一回回等待，在擠滿窮人與病人的收容所度過一夜又一夜。比起她那天可憐見的愛爾蘭，這裡的霍亂與傷寒還更常見。這樂土怎麼那麼奇怪，瑪莉思索。她並不知道，城市集中了人口，為各種疾病打造了沃土。在她那座小小的庫克斯敦鎮，疫病傳染相當少見。而紐約遼闊無邊。很奇怪，她在大西洋此岸的困苦與她在大西洋彼岸的困苦相仿。不過呢，她的精神與健康都並未受這趟旅途摧折。

在世紀之交，確切說來是一九〇〇年，雨過天漸晴：她謀得了一份在紐約一戶富裕家族擔任全職廚師的工作。紐約有錢人很多，他們懂得欣賞愛爾蘭年輕女人的烹飪才華。

很快地，厄運再次撲向瑪莉：她到職後兩個星期，雇主家族就遭到了傷寒襲擊。她立刻又謀得另一份工作，這次的雇主比上次的還有錢，是個豪富的曼哈頓家族。她在那裡很受欣賞，住進了一幢美麗的傭人房。不到六個月後，雇主家的洗衣婦就罹患了傷寒，還感染了全家族，最後死在醫院裡。金錢可抵擋不了病菌啊，瑪莉如是思量。她很快又在一名律師家裡找到了新工作。她珍藏的幾位前雇主的擔保信讓這名律師印象深刻。然而，傷寒再次襲來。律師家的八個成員裡，有七個染上傷寒，一個因此亡故。瑪莉不由得尋思，全紐約一定都染上傷寒了。她感恩讚美父母把自己生成一副鐵打的身軀。一九〇六年，她自認謀得了理想差事：在長島（Long Island）的一座大宅裡當廚。此地環境優美，因為不受瘴癘之氣與傷寒侵擾而名聞遐邇，頂尖富豪尤其因此而樂意前來落腳。兩星期後，雇主家有十名成員因為傷寒住院。瑪莉再也不曉得自己是該讚美上帝護佑她免遭此疫荼毒，還是該咒詛上帝如此頻繁打擊這些讓她有份收入的人。

每一次瑪莉橫遭不幸，更好的工作機會都會隨之而來，讓她在社會上輕鬆愉快步步高升。巨富銀行家華倫（Warren）雇用了她。當這位金融富豪決定舉家到長島最富裕的地帶──牡蠣灣（Oyster Bay）消暑，說是那裡的空氣比較健康，瑪莉絕口不提她曾在那裡與傷寒擦身而過。她謹守家僕的本分，乖乖廁身於華倫家族大包小包的行囊之間。結果，一九〇六年的暮夏時節，輪到華倫家族其中一半成員染了病。這在牡蠣灣可前所未見。美金顯然抵擋不了疾病。

瑪莉的工作換了又換，流轉在一戶戶人家的廚房之間，傷寒也以相同的步伐攻城略地，她的那些雇主卻沒有一個起疑。瑪莉這個女人啊，精力充沛、忠心耿耿，疾病與咒詛都侵犯不了她。一九〇六年初冬，她的幾個新雇主，也就是一群新受害者，他們比較內行，請求了一名流行病學家（épidémiologiste）調查其中堂奧。這位名喚喬治·梭佩（George Sopper）的專家輕輕鬆鬆就追溯到瑪莉身上。他發現瑪莉直接傳染了二十二個人，其中二人病故；她無庸置疑引爆了好幾次傷寒流行，讓數百人落入病魔掌裡。

喬治．梭佩召來了瑪莉，要為她做糞便與尿液檢驗。瑪莉反駁道，她的糞便與尿液跟她本人一樣健康。她才不需要什麼「性病學家」多管閒事，不需要什麼檢驗分析，一切都好得很，呱呱叫。衛生當局改派一位女醫師來，希望能讓她配合一點，結果反而更糟：

「我們絕對必須為您做檢驗。」

「為什麼所有的『溜冰學家』都想跟我作對？」

「因為您一定感染了傷寒。」

「啊，相信我，我可沒有這天殺的病，傷寒我超懂的，我看過一大堆傷寒。」

「就是因為這樣，才必須做檢查。」

瑪莉如如不動。要強迫瑪莉屈服，必須由警方介入。警方震撼於瑪莉的猛烈抵抗，但仍完成了任務。這些警察並不知曉，如此的警力干預毫無法源依據。

瑪莉被隔離在北兄弟島（île de North Brother）的一間醫院裡。這樁故事讓幾名記者如癡如醉，他們激起了輿論對這擁有異於常人的金剛不壞之身、反抗一切醫療、被迫遭到隔離的四十餘歲女人的同情。

在這間醫院做的細菌檢驗全部都是陽性。然而，在一個法治與自由的國度，人們可以囚禁一個並未犯法的人這麼久嗎？三年後，業已名震全國的瑪莉總算獲得解除隔離，但有三個條件要遵守：永遠不得從事為公眾製備飲食的職業；定期接受檢驗；遵守衛生規範，以免感染周遭的人。

就這樣，她莊嚴地保證自己會遵守這些條件，於一九一〇年二月十九日離開了醫院……

此後五年，這位被冠上「傷寒瑪莉」（Mary Typhoïde）外號的女人就這樣消失在大眾的聽聞之中。這個遭人冠上的新姓氏——傷寒——可能為我們這位生命波瀾萬丈的奇女子瑪莉帶來了靈感……

一九一五年，曼哈頓一間婦產科醫院忽然爆發傷寒流行，二十五名護理師遭到感染，其中兩人過世。二十餘年來，流行病學調查已頗有進步，大家很快就發現，這次疫情的零號病人又是一個新近獲聘的女廚：某一位叫作瑪莉・布朗（Mary Brown）的女性。大家又迅速發覺了，布朗是瑪莉・馬龍——也就是傷寒瑪莉——為了能繼續以庖廚為業，所選擇的新姓氏。之前，為了遵守約定，她也曾老老實實試著做過其他行當，但瑪莉的雙手生來就是為了揉麵團、調醬汁，而不是為了洗衣服或做其他太容易讓她想起自己愛爾蘭童年的工作。大家發現，醫院釋放她以來，她又再感染了三十幾人。人類也太脆弱了吧，實在是！

一九一五年三月，她遭到逮捕，再度被關到同一間醫院接受隔離。儘管關於健康帶原者的法律規範仍付之闕如，她還是被判要終生隔離。生理層面而言，生病比健康難受，在法律層面上，健健康康倒有可能比生病還更痛苦。這應該差不多是瑪莉的想法吧，只是她沒辦法表露心跡。

沒人質疑這樁終生隔離的判決。美國人怕病菌怕到發狂，還對謊言有一種聖潔的憎惡。記者們不時拜訪她，同時也注意不要太靠近她。喬治・梭佩想把她的故事寫成一本書。她一概拒絕。她不要榮耀，也不想譁眾取寵，就只接受在嚴格的條件下，進醫院實驗室打一些技工的雜活。

她豐腴的身材與經年累月從手指上舔掉的大量醬汁或許讓她有了一些心血管疾病的問題。一九三二年時，心血管問題爆發：她中風了，癱瘓在床；六年後，她以六十九歲之齡辭世。在她失去生氣的身軀裡，仍兀自生機蓬勃的大量傷寒桿菌又繼續存活了數日之久。

瑪莉・布朗與瑪莉・馬龍業已隨風而逝，唯有傷寒瑪莉名留青史：她是隔離（quarantaine）界不分類別的世界冠軍，是好幾場傷寒疫情的指示病例，還是健康帶原者裡，最有名、最健康的那一位。

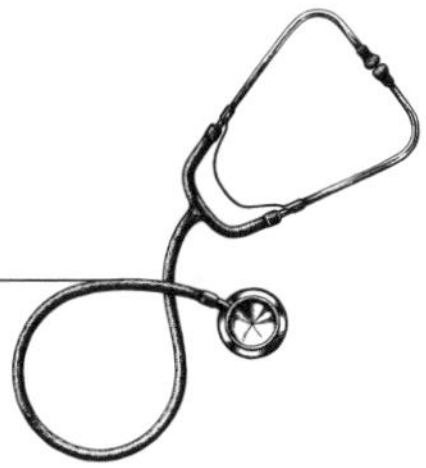

奧古絲特

德特（Deter）先生是德國鐵路部門的小職員。他是不是真的出了軌，我們永遠不會知曉。紅杏出牆、鴛鴦不忠，其私密的性質本來就與歷史敘事格格不入。將床笫韻事攤在陽光下，是虛構敘事的職責。描述與婚外情共伴相隨之妒嫉、妄想、瘋狂與罪愆的，應該是文學。很長一段光陰裡，人們根本不知道有德特先生這個人，甚至連他名叫什麼都毫無概念。我們所知德特先生的一切種種，都來自他太太的說法。她說他的名字是奧古斯特（August）；不過，她說她自己的名字也是奧古絲特（Auguste）。在德國，這個人名是不分性別都通用的。某個奧古斯特是不是娶了某個奧古絲特，還是說，某小姐在婚後同時放棄了自己的姓氏與名字？一個女人從小姐變成太太的時候，她的女性身分真的可能喪失得如此澈底嗎？現今，我們仍能在社交請柬上讀到：「保羅．杜杭（Paul Durand）先生、保羅．杜杭太太聯袂邀請您……」但這不重要，在德特太太的案例中，無論是婚姻儀式還是處女膜的破裂都不足以解釋為什麼她完全喪失了身分。她的狀況是：她為澈底的心神錯亂所苦。她人生的清明部分就只剩這裡一處、那裡一點勉強拼湊的模糊片段。

德特太太生於一八五〇年，結了婚，育有一女，可能有生過一對雙胞胎的死胎，也可能沒有。年近四十五歲時，她開始變得善妒，不斷指控老公外遇。她的妒嫉頗有譫妄的模樣。在這類婚姻悲劇中，我們有時很難分辨外遇的真實部分與猜疑的成分。德特夫婦的狀況究竟是偶然的小出軌配上嚴重的猜疑，還是嚴重的屢屢出軌加上微微的猜疑？我們無意、也無法為德特先生開脫，不過我們傾向相信前一種猜想才是對的，因為德特太太的精神狀況在不到五年之間迅速惡化。婚外不倫就算再怎麼明目張膽，也不會讓遭到丈夫背叛的女人的腦惡化成這種程度；更何況，十九世紀時，人們將男人外遇當成一種大男人主義心照不宣的日常。

所以啦，讓我們忘了奧古斯特，專講奧古絲特。這位奇女子是我們唯一的主人公，醫學史的名媛。一九〇〇年左右，她的狀態已相當淒慘可哀：失憶、妄想、幻聽，與思覺失調症患者的症狀相仿。她可以一連好幾個小時不說話、不動、不吃或者不喝。她愈來愈睡不好，有的時候還在深夜時分連續尖叫個好幾分鐘。她起床後，會拖著棉被走過整間屋子，嘟囔著她的嫉恨。不再有人相信她丈夫的諸多不倫，就算再怎麼頻繁，有辦法導致如此的失智。

我們不該指責德特先生拋棄了他老婆，這種指控並不公平，他撐了將近五年才終於受不了。一九〇一年十一月二十五日，他終於真的將她拋給了醫院照顧。收治我們的奧古絲特的，是法蘭克福精神疾病暨癲癇病院。

這間位於法蘭克福、令人肅然起敬的病院有個直白的綽號：「瘋子城堡」。當時的醫學仍將癲癇（épilepsie）、瘋狂（folie，亦稱瘋癲、精神錯亂）、失智（démence，亦稱癡呆）這些各自獨立的情形迭相混淆。癲癇是最好歸類的。瘋狂用來指稱譫妄的病人，以及帶有反社會舉止的嚴重精神障礙。失智用來指稱年紀愈大、愈可能出現的智識能力喪失。當時人們談的是老年失智症，同時也用老年前期（présénile，亦稱初老期）失智這個詞來指稱某些在五十歲前出現的精神病或認知（智識）障礙。「瘋狂」一詞後來就從醫學領域中消失了。

奧古絲特．德特女士的案例屬於精神醫學還是神經學（neurologie）的範疇？在那個精神醫學與神經學仍不分家的年代，沒人能下定論。但定論在當時仍然出現了，還也許是錯的，讓我們看下去……

在這個二十世紀初，神經精神病（neuropsychiatrique）體系瀕臨崩解。一方面，佛洛伊德的精神分析打算在精神醫學之外自立山頭；另一方面，神經學家們擁護沙考的臨床方法，盼望證明所有的精神障礙都源於器質性病變。神經學家企圖證明大腦與其他器官並無二致，神經元（neurone）與其他細胞無甚差別。他們想要為每種精神症狀找到對應的腦損傷。如此的任務可謂雄心勃勃，因為肇因於腦部的症狀繁多難計，腦損傷卻又是眼睛所看不見的。當時可沒有活體組織切片（biopsie），也沒有磁振造影（IRM），醫生不得不等到病人死亡後進行屍體解剖，才終於有辦法提出診斷的假說。

當然，並非每一個腦都會接受屍體解剖；他們會挑最誇張的病例來解剖，期望尋得較為明顯的腦損傷。如此一來，投身研究的醫生們會預先挑選好那些他們將一路追蹤至對方死亡的病人。倒真是一個讓治療上的無能為力搖身一變化為知識上的進步的高貴做法呢。當主任醫師接到德特女士入住他們醫院的消息時，他正是決定這麼做。十一月二十六日，主任醫師為德特女士建檔了一份病歷，他以親自對她問診作為開頭。病歷詳述並評論了他與她這段時間，一直到十一月三十日，期間有過的對話之其中幾次：

「您的大名是？」

「奧古絲特。」

「您貴姓？」

「奧古絲特。」

「您老公的大名是？」

「我……我想是……奧古斯特。啊，我老公。」

「他是您的老公？」

「噢不，不，不。」

「夫人，您是不是嫁給了奧古斯特？」

「對，對，奧古斯特。」

「您貴庚？」

「五十一。」

「您府上在哪？」

「噢，您來過我們家。」

「您是否已婚？」

「噢，我澈底昏頭啦。」

「您現在在哪？」

「這裡跟到處，這裡跟現在，您不該把我往壞處想。」

「您此刻在哪？」

「我們要去那裡生活。雙胞胎也一起。」

「您的床在哪？」

「它應該在哪？」

醫生記錄道：「她總是忘了我幾分鐘前問過她的問題。當她嘗試重新回答的時候，往往會說：『我昏頭了。』」他詳述了用餐時分，她邊吃豬肉邊進行的一場對話：

「您正在吃什麼？」

「菠菜。」

「不是啊，現在您吃的是？」

「我先吃馬鈴薯，再吃辣根（raifort）。」

醫生試著讓她寫數字。要她寫5，她寫：「一個女人」；要她寫8，她寫：「奧古絲特」；要她寫其他數字，她寫：「雙胞胎」。她往往反覆說著「我昏頭了」或者「可以說，我完了」。他把她忘了怎麼稱呼的物品拿給她看。她一再提到雙胞胎。她拿著一本書的時候，姿勢看起來就像她失去了右半邊的視野，但她根本一點癱瘓都沒有。醫生特別說分明：她的言談就是一連串的「胡言亂語」、「隨意發揮」以及「不斷重複」。

某天，德特先生現身了。他無力支付醫院費用，所以希望把他太太轉到比較便宜的醫院。大家這才知道，德特太太的那個老公不叫奧古斯特，而叫卡爾（Karl）。無論他有沒有搞外遇，他總歸是從頭到尾經歷了老婆逐漸惡化的過程；他之前承受了她沉重的怨妒，此後則必須承受財務的重擔。醫生呢，他下定決心絕不錯失解剖這非凡腦部的機會，故而從德特先生的到來看見了自己有機可乘，不妨來一場高明的談判。他為德特先生提供了費用優惠，以此換取德特先生與他簽訂書面協議，授權他能在德特先生之妻大限已至時，解剖她的腦……好吧，如果這是為了科學進步……之後，這個老公就消失在眾人的聽聞之中……

這位三十六歲的主任醫師與他醫院裡所有的同事一樣，既是精神科醫師也是神經學家。不過呢，他的首要身分是神經病理學家（neuropathologiste）。神經病理學（neuropathologie）是一個新專科，專門研究腦部的解剖學損傷與神經元在顯微鏡下觀察到的損傷。當然，他也已見過好幾個與德特太太的例子相仿的病例，但這些病人都超過了七十歲。他們都沒有跟德特太太一樣這麼豐富的、既屬於精神醫學又屬於神經學的症狀。德特太太還沒到老年失智症的年齡，但也已經過了精神病（psychose）發作的年紀。她的腦珍貴無比。這位主任醫師決心堅定要一路追蹤她到底，他持續記錄她的言行舉止。「她完全沒有時間感與空間感……她幾乎記不起自己的生命片段……她回答問題回答得前言不對後語，答案與問題毫不相關……她的情緒在焦慮、猜忌、退縮與呻吟之間快速變換……她攻擊其他病人，其他病人因此也攻擊回去。」醫生有時不得不把她隔離起來；當她從禁閉室逃出來，她會大叫：「我不會被切斷的」或「我不切自己」。

他為她拍照，試著描摹她：「她模樣呆滯坐在她的床邊，一坐就是好幾個小時……她的臉皺紋滿布、面色棕黃，像是個印度老人……她感覺脫水了，冒著汗，一臉倦容……她的睡衣髒兮兮的，她濃密的黑髮總是糾結在一起……她表露出某種妄想症（paranoïa，又譯偏執狂），有幻聽，心理社會（psychosocial）能力極度低下……她迷失了方向感……她把東西亂移、亂放、亂藏……有時，她會覺得某個人企圖殺害她，她因此而大吼大叫……」他試著讓她寫自己的名字，把留有她一次次失敗嘗試的紙條保存起來。他說她有某種奇異的「失憶所導致的書寫障礙」。

這位年輕的臨床醫師面對如此豐繁萬變的症狀，心中糾纏錯雜著好幾種診斷。他在三種結論之間猶豫不決：老年失智症的一種極其早發的嚴重型態；一種伴有老年前期失智症的遲發性精神病；一種他極其渴望描述、分析的新疾病。

得出定論以前，他眼看他的女病人一天天無以逆轉惡化下去，最後只能發出咕噥不清的零碎記憶，於是先稱之為「遺忘症」。這位神經解剖學家（neuroanatomiste）尤其心癢難耐想做的，是揭開這個迷亂腦袋的諸般奧祕。在時辰未至之前，他也不曉得該如何治療，於是就按慣例囑咐她每天泡上好幾次熱水澡，還要做戶外運動、體操，以及按摩。直到今天，他開給她的這些處方仍是這種「疾病」最好的預防及治療方法；而這種「疾病」呢，日後將冠上這位主任醫師的大名。他名叫阿洛伊斯・阿茲海默（Aloïs Alzheimer）。

除了傳染病、流行病、新突變所導致的罕見疾病外，智人（*Homo sapiens*）自古以來，就為相同的器官與精神疾病、相同的退化、相同的機能不全、相同的老化過程所苦。相對地，上述種種老病退損的表現形式與看待它們的方式則變遷得迅速得多。經常在改變的是：一、疾病的稱呼方式；二、組合或分離種種症狀來創造一或多種各自獨立的疾病的手法；三、能決定什麼是正常、什麼是異常的探勘身體的技術；四、對生命的變幻無常進行分類的方式；五、對生命過程的盛衰遷化進行歸類的方法；六、生理機能、退化、修復與衰老彼此之間的界線。

奧古絲特・德特與阿洛伊斯・阿茲海默相逢於神經元顯微鏡術進展神速的時刻。故事真正開始於一樁樁的謎奧，這些難解的奧妙讓「德特症」變成了「阿茲海默症」，隨後完全遭人遺忘，然後在二十世紀末捲土重來，最後躍為世人第二害怕、媒體曝光第二密集的疾病，僅次於癌症。

這個故事不妨「二言以蔽之」：德特太太擁有兩種「病」；阿茲海默醫師則擁有兩名師長。奧古絲特的兩種病呢，讓我們暫且認為是某種精神病以及早發性老年失智症。阿茲海默的兩名師長呢，則是埃米爾・克瑞朴林（Emil Kraepelin）與弗朗茨・尼氏（Franz Nissl）。

埃米爾・克瑞朴林執業於慕尼黑，是舉世聞名的精神科醫師。他是描述躁鬱瘋狂（folie maniaque-dépressive）的第一人，此疾患之後被命名為躁鬱症（psychose maniaco-dépressive），最近又改稱為雙極性情感疾患（maladie bipolaire）。在精神醫學的領域，病症名稱逐漸變得溫和，這樣的病名變遷產生了雙重效果：一方面，這樣的趨勢減輕了病人承受的污名；另一方面，它卻將種種症狀較輕的形態都涵括進該病之中，從而膨脹了確診數字。埃米爾．克瑞朴林對精神分析非常不以為然，這就是為什麼他不遺餘力就想找到腦部疾患的器質性病因。因此，他器重神經病理學家，好比說，那位他曾經指導過的阿茲海默醫師。

弗朗茨．尼氏則是一位神經病理學家。他改良了銀染法（méthode de coloration argentique），此法讓神經元的細胞體現身顯形；在這以前，可見的只有軸突（axone）[16]。他的年齡僅比阿茲海默稍長一點，他把這項他改良出的新技術教給了後者。阿茲海默呢，在一九〇一年他邂逅我們那位將使他的大名永垂不朽的女病人以前，他關注的是血管性失智症（démence vasculaire）、各種精神病、司法精神醫學（psychiatrie judiciaire）以及癲癇。他知道了尼氏染色法以後，開始專心致志鑽研神經

16　每個神經元都包含一些絲狀體（樹突，dendrites）、一個細胞體，以及一個軸突。軸突是長長延伸出去的部位，能觸及其他神經的樹突。軸突集結起來，形成神經。

病理學。一九〇三年，他以神經病理學家的身分，在埃米爾·克瑞朴林執掌的慕尼黑皇家精神醫學教學醫院獲得了一個職位。這就讓他不得不離開法蘭克福，拋下自己立志要好好分析的奧古絲特·德特的腦……

想都別想。

他於是請求同事，定期捎給他這位女病人的消息；萬一她過世了，也必須通知他。爾後，臥床不起的德特太太於一九〇六年四月八日因為褥瘡引發的敗血症而病故。法蘭克福的醫生們依約在翌日打了通電話給阿茲海默醫師，並把他期待已久的腦寄給他。

醫學史的某些時刻裡，究竟是病人還是醫生導致一項新疾病堂堂降世，那是說不清、弄不明的。解剖奧古絲特·德特的腦就屬於這樣的時刻。在德特太太的案例中，病人確實真的病入膏肓。相反地，在其他一些案例中，新疾病是從並未訴苦、也沒有症狀的病人身上確立出來的，好比第二型糖尿病（diabète de type 2）與高血壓就是這樣的狀況。

阿茲海默發現到，在德特太太一堆看似正常的神經元中，有「一或多條的原纖維（fibrille）與眾不同，它們比較粗，在銀染法染色下色澤特殊」。事實上，這些神經原纖維（neurofibrille）已在好幾種神經系統退化性疾病裡獲得描述。這裡真正不同於前之處，在於銀染法讓它們變得清晰可見。阿茲海默說這是「神經原纖維退化」（dégénérescence neurofibrillaire）。

阿茲海默繼續解剖德特太太的腦，描摹了今日稱為「類澱粉蛋白」（amyloïde）、咸認為阿茲海默症診斷標記的著名斑塊。他如此敘述：「許多微小的粟粒狀病灶出現在上層腦組織中。這些病灶的特徵是，它們是某種特殊物質在皮質（cortex）上沉積所形成的。」事實上，各種老年失智症裡都有這些斑塊的身影，但這些斑塊此前從未像阿茲海默所做的這樣，如此精確地獲得描述。如今我們知曉，這些斑塊是由乙型類澱粉蛋白（protéine bêta-amyloïde）在細胞間不斷沉澱累積所形成的。最後，德特太太的某些腦動脈還有動脈粥狀硬化（athérosclérose）的跡象，這在所有老化的動脈都能看見。

所以，除了德特太太這位女病人相對年輕、銀染法讓她的神經元得以清晰顯現以外，阿茲海默的解剖完全沒有真正的新東西。德特太太的腦是因為她的精神問題才提早老化，還是說，這其實是一種尚未為人知曉的新疾病？

一九〇六年十一月四日，德國杜賓根（Tübingen）將舉辦第三十七屆德國精神科醫師會議。阿茲海默受到克瑞朴林的強烈鼓舞，決定在本屆會議上發表德特太太這個案例。他描述了他這位女病人的臨床症狀以及針對她腦部的組織學（histologique）分析；然而，與會的所有人都漠然以對。他試圖激起關注，特別如此強調：「最近這段時間，像這類進展如此奇特的疾病正大幅增加。」阿茲海默在此犯了個已成為某種典型的錯誤：將某種疾病的增長與描述該疾病方式的進步混為一談。

他寫了一篇文章，於一年後的一九〇七年發表，標題是：〈大腦皮質特有的一種嚴重疾病〉。身為誠實端正的科學家，他特別說明，要斷言這確實是一種新疾病，而非某種快速的退化或衰老，還必須要進行更多的腦部解剖。不管如何，阿茲海默的發現仍持續遭到漠視，因為迄至一九一〇年時，這種所謂的新疾病就只累積了五個案例的記述。與阿茲海默意在喚起聽眾關注的說法剛好相反，德特太太顯然是個罕見的個案！

阿茲海默鼓勵他的朋友——義大利醫生加埃塔諾．佩魯西尼（Gaetano Perusini）尋找類似德特太太的案例。佩魯西尼在一九〇九年論及「幾種老年人的精神疾病」時，發表了一個這樣的案例。他沒有下出這是一種新疾病的結論，而是如此總結：「該病例的疾病進程令人思及老年失智症的主要特徵；然而，這些病人身上記述到的病變範圍更大；他們之中的某幾位表現出了老年前期失智症的特徵。」另兩位精神科醫師——弗朗切斯科．邦菲利奧（Francesco Bonfiglio）與奧斯卡．費雪（Oskar Fischer）則亦描述了一些患上類似症狀的病人。又過了些許時日，阿茲海默發表了另一個案例：約翰．F（Johann F.）。這個約翰．F的症狀於其五十四歲時出現；玄奇的是，他並沒有發生神經原纖維退化。總而言之，要大膽斷言新疾病誕生，是全然無憑無據的；上述這些醫生沒有一個敢這麼做。

如果醫學僅限臨床，我們迄今恐怕仍然會斷言，奧古絲特．德特的精神疾病促進了某種早發性老年失智症。然而，在當時，臨床精神醫學（psychiatrie clinique）

與臨床神經學（neurologie clinique）正逐漸消失，被顯微鏡——也就是病理解剖學（anatomopathologie）所取代。更何況，埃米爾．克瑞朴林這位大教授意欲揭示的，是神經學的疾病與精神醫學的疾病都與其他疾病一樣是器質性的，與精神分析師的荒唐杜撰風馬牛不相及。

儘管案例不足，病理解剖學的數據又與臨床症狀並不一致，克瑞朴林仍決定讓奧古絲特．德特的這種病躍為一種新疾病。如此一來，就必須為它命個名了。於情於理，他不能喚它作克瑞朴林症；他也很快排除了佩魯西尼、邦菲利奧與費雪等人的名字，而選擇了他的學生兼同事——阿茲海默。德特太太於是成為了官方紀錄上第一個罹患阿茲海默症的人。

老年失智症保留了原本的名字。老年前期失智症則成為了阿茲海默症。然而，此二者根本無法分辨出任何微小差別。今日，這兩者又再度混淆在一塊，因為我們把所有失智症通通統稱為「阿茲海默型老年失智症」(démences séniles de type Alzheimer)，英文縮寫為SDAT。至今，我們仍不曉得如何區分衰老與疾病。或者，說得更精確點：我們根本無意分辨。

一九一〇年，克瑞朴林在他的《精神醫學教本》（*Manuel de psychiatrie*）第八版裡，正式昭告阿茲海默症堂堂誕生。他對這種病症是否真的能稱為「新」病症仍感猶疑，遂秉持相當的誠信，特別說明道：「這項疾病的臨床表現仍然不確定。解剖結果表示，這是一種特別嚴重的老年失智症，然而實際上，這種疾病有時候亦可能於五十歲前發病。」最後，生物醫學還是沒辦法在「新疾病」、「常見失智症的一種經過詳細描述的嚴重形態」與「單純的提早衰老」之間做出抉擇。過了很久很久以後，人們才終於敢做出選擇，然而，為什麼選這個而不選那個？箇中種種原因，卻跟科學全無關係……

觀察了寥寥幾個腦袋，再配上銀染新技術，竟然就足以描述並命名出一種獨立的疾病——為此，就連包括阿茲海默本人在內的好幾位醫生都備感吃驚。這項新疾病認證的大受益者，是克瑞朴林的實驗室：該機構的威信因之提升，獲得了更多的研究資金。意見領袖威望烜赫的發表一直是招徠補助的最佳利器，而補助又能夠用來證實或推翻這些發表。

然而，阿茲海默症卻差一點紮紮實實從疾病分類（nosographie）消失。儘管阿茲海默症獲得了命名，很快地，大家談的就只剩血管性老年失智症。另一方面，人類的平均壽命不斷延長，種種老年失智症的發病率與嚴重程度因此持續上升，阿茲海默症呢，就算牽涉到的病人較為年輕，仍完全沒有聽人提起。

紛至沓來的好幾樁發現更將讓這個「遺忘症」被人遺忘得更澈底。沒錯，一九六〇年代末，好幾名研究者證明了，所有老化的腦都有神經原纖維與類澱粉蛋白斑塊。所有的阿茲海默症因此就都只是老年失智症。根本沒有什麼阿茲海默症。臨床醫師意識到，區分老年前期失智症與老年失智症一點意義也沒有。觀察者發現到，症狀的激烈程度與神經解剖所發現的病變數量無關。唯一能確定的是，神經原纖維與類澱粉蛋白斑塊的數量會隨年齡漸長而增加。故事到此為止……

神經病理學竟然揭露了，腦與其他器官一樣會衰老！這在以前誰會相信？而腦部獨樹一幟之處在於，其症狀是豐繁萬端的。但要將之認定為一種疾病，那不折不扣就像因為顯微鏡讓人能觀察到真皮（derme）裡的彈性纖維（fibre élastique）與纖維母細胞（fibroblaste）流失，人們就認定皺紋是一種疾病一樣荒唐。

那又是為什麼，阿茲海默症在遭世人遺忘將近一世紀後，又在一九八〇年代搖身一變成為西方社會最常見、最令人懼怕的疾病？阿茲海默症在傳媒上斬獲的這種豐功偉業只有一種解釋：市場操弄了健康資訊。一九六〇年代，健康機構放棄了臨床研究，將之讓渡給工業家，而這些產業大頭很快就了解到，他們從真正的患者身上獲取的報酬，永遠不會像他們從健康的人荷包裡搾出的收益那樣肥腴。為此，他們必須集中宣傳風險因子，煽動老化過程帶給人的恐懼。短短數個月之間，老年失智症的診斷就消失了，阿茲海默症取而代之。認知缺損不管再怎麼輕微，都成了阿茲海默症的一項警訊、一種前兆。阿茲海默症成了前所未見的大災難，像大流行病（pandémie）一樣在地球表面四處蔓延。

這樣的天翻地覆，奧古絲特・德特與阿洛伊斯・阿茲海默是無法想像的。克瑞朴林他呢，應該會對自己玩弄的花招感到遺憾吧，畢竟他也秉持了誠信，特別說明診斷的罕見：「阿茲海默症是一種發作在年輕對象身上的罕見退化性失智症」。一九九〇年代，罕見卻成了常規；再也沒有神經學家能以阿茲海默症以外的研究主題獲得補助。研究者開始系統性尋找阿茲海默症的易感性基因。超過一百個基因已經獲得辨認或遭受懷疑。毫無疑問，他們還會找出遠多於此的基因，因為我們所有的基因本質上都對衰老易感。在「對問題先下手為強」這一塊，遺傳學乃是最前程遠大的領域……

至於如何治療阿茲海默症，市面上推出了基於上述那些過度化約的論斷所製造的藥品，日後證實了這些藥全都無效且有害。重返青春的靈藥尚待發掘……

如今，當罹患這項虛構疾病的病人成功避開了藥物，有在做運動，並且接受阿茲海默本人謹慎提倡的撫摸與按摩，就能活得稍微比其他沒有做這些的病人有品質一點、長壽一點。不過，所有人總有一天都會衰老而死，接受健康產業企業金援的阿茲海默症病人協會於是藉由這樣的大批死亡製造不安。那麼，衛生部（ministère de la Santé）遲遲不出手應對，究竟是在等什麼？

某些單位甚至還提供「儘早發現阿茲海默症」的篩檢。竟然會想去篩檢一種除了日常養生保健的規矩以外，不存在任何治療方案的疾病，說令人震驚都還嫌輕描淡寫。為什麼不乾脆提供一項產前篩檢，佐以篩檢後的治療性墮胎，俾利於殲滅所有日後可能會衰老的胚胎呢？

好了，不開玩笑了。讓我們樂觀一點，因為這場大流行並不像原先預期的那樣嚴重。最嚴謹的流行病學數據證實，老年失智症，或者所謂的阿茲海默症也好，最近二十年來，病例持續下降。城市馬拉松、減少吸菸、蒔花藝草、活到老學到老、增加溫情觸撫，還有對杞人憂天的媒體展開批判——凡此種種或許會是未來這種疾病的革命性療法。尤其應該避免的，是精神藥物（psychotrope），包括鎮靜劑與抗憂鬱藥物，這些藥物是腦部早衰的元凶首惡。

坦白講，如果當時他們有開立精神安定劑（neuroleptique，亦稱抗精神病藥物）讓奧古絲特．德特服用，或許就能緩和她的譫妄所帶來的苦痛。因為，她一定有罹患某種嚴重的精神疾病。

一九九六年，幾位身兼歷史學家的醫生找到了當年阿茲海默為他這位知名女病人撰寫的醫療檔案。我們得以再次確認，症狀的激烈程度無關乎類澱粉蛋白斑塊及神經原纖維的病變。精神病患者也會衰老。這些醫生並沒能成功知曉究竟德特先生有沒有出軌，是稍有外遇、外遇頻仍，還是絕無外遇。醫學永遠沒辦法釐清所有個人歷史的結。

趁著阿茲海默醫師八十週年忌日，位於德國馬克特布賴特（Marktbreit）的他出生的故居成立了一間博物館。製藥公司禮來公司（Eli Lilly）之前為了此事而買下這幢房屋。維繫神話於不墜可是非常重要的。誰都說不準。假設能夠找到一種重新啟動阿茲海默機器的方式……

因為，死神仍持續遊蕩。

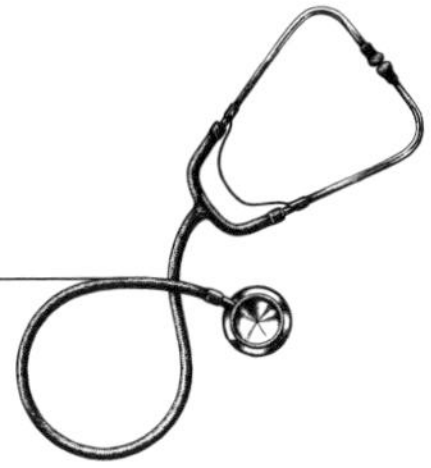

性別屠殺

有些議題，無論用哪種方式處理，總會顯得政治不正確。移民、墮胎、同性戀、雌雄間性（intersexualité）[17]、穆斯林頭巾、同性婚姻、同志收養（adoption homoparentale）、安樂死，還有代理孕母，就屬於這類難以心平氣和討論的議題。任何微調都難以忍受，任何共識都不會足夠，一切和解都卑鄙可恥，一切質疑都屬於歧視。猶豫不決的人才剛開口，站在兩個極端立場的激昂分子就對之高聲譴責。這些光譜兩端的激進派不尋求推動思想進步，只一味把他們的極端主義當成餵養媒體的草料，媒體則愉悅地大口嚼食。

性與性別議題高踞人類為了擺脫動物狀態而建造的文化金字塔頂端。我們尚未全盤明瞭其他哺乳動物在性方面是怎麼運作的，然而，在性與性別這一塊，昭昭可見的是，我們這種哺乳類已變得與其他哺乳類迥然不同。性禁忌形塑了我們的文化。與其他物種相比，我們的性與繁殖分離得更澈底。我們的化學環境讓性別分化（différenciation sexuelle）的某些階段產生了改變。或許還有其他許許多多的文化與環境因素讓我們的性別變得多元，令我們逐漸遠離了我們原初的性別二元。

因此，以醫學為主的角度來探討接下來要說的這兩個故事，先天上就是政治不正確的。醫學直到晚近才開始關注生殖與性的問題。輔助生殖（assistance à la procréation）與避孕都是一九六〇年代才出現的，而性學（sexologie）也沒早多少。至於雌雄間性，某些醫生與外科醫師倒是最好從來都別去關注相關議題。

莉莉

埃納．韋格納（Einar Wegener）一八八二年於丹麥呱呱墜地時，助產士齊聲說道：「是個男孩！」這是當時的慣俗：匆匆檢視新生兒的生殖器官，然後宣布寶寶的性別。然而，在非常罕見——差不多五千名新生兒裡會有一個——的情況下，要馬上

17　譯注：指性別非屬男女二元的狀態，例如俗稱陰陽人的雙性人。

說出寶寶是男是女，有困難。那個時代，非整倍體（aneuploïdie）[18]尚不為人所知，雌雄間性的概念更是完全不可接受的。那麼，在無法決定的時刻，人們就會以寶寶的生殖器看來比較像個女孩還是男孩來決定，偶爾更是會隨機決定。當時，性別完全由會陰的形態來定義[19]，因此就導致了所有性別決定（détermination sexuelle）層次的二元劃分[20]。就算是我們當代的人，也很難去想像二元性別以外的性別決定層次。至於埃納・韋格納呢，助產士可沒有一絲懷疑，這個新生兒就是個男孩，他的生殖器是男性的。

童年時，埃納仍沒有絲毫懷疑。來到了青春期，他捫心自問，這要怎麼去懷疑呢？女孩們用看的就好美麗。他喜歡她們走路的樣子，鍾愛她們雙手托著下巴或伸長脖頸的姿態；他癡迷於女孩們的後頸。

他入讀哥本哈根的丹麥皇家美術學院時，邂逅了戈爾達・戈特利布（Gerda Gottlieb）。她是一位移民到丹麥的美麗法國女子。戈爾達和埃納一樣，對繪畫充滿熱情，而且她的後頸無可挑剔。一九〇四年，他們結婚了。結婚時埃納二十二歲，戈爾達十九歲。之後，夫妻倆各自都在繪畫界闖出了名堂，戈爾達以肖像、素描與時尚插圖為人稱揚，埃納則以風景畫見長。

戈爾達有沒有發現，老公在性上面曖昧難辨、撲朔迷離？可能有。某一天，她慣常合作的模特兒沒來，她於是要老公穿上為了供稿某時尚雜誌插圖人物所準備的衣衫、絲襪還有高跟鞋，請他代替女模上場擺弄。埃納為老婆搔首弄姿的時候，奇怪了，感覺好棒。在戈爾達面前，他傾洩出他擔任模特兒的所有才華。戈爾達決定一試

18 非整倍體是一種染色體數量異常。第21號染色體三體症（trisomie 21，又稱唐氏症，舊稱蒙古症〔mongolisme〕）就源於第21號染色體的數量異常。在性染色體的部分，大約有十二種非整倍體會導致雌雄間性，但孩子的生殖器看上去往往是正常的。

19 會陰性別（sexe périnéal）乃是由會陰部可見的外生殖器所決定的。

20 如今，科學與社會的演進開創出其他好幾種性別決定的層次：基因層次、性腺（gonadique）層次、配子（gamétique）層次、荷爾蒙層次、內生殖器（體內生殖器官）層次、軀體（外表、第二性徵）層次、精神（內在感知）層次、性欲（性吸引類型）層次，最後還有法律或行政層次。性別在上述種種層次上並不一致的例子在所多有。

再試。對這遊戲，藝術家伉儷於是一試成主顧；而遊戲本身也染上了性與社交的色彩。埃納在這遊戲裡是愈來愈自在了。夫妻倆甚至就這樣去參加晚宴：埃納女妝加女裝，陪戈爾達出席宴會。戈爾達向朋友們介紹：這位是莉莉，埃納的姊妹，埃納不克出席，請大家多多包涵。埃納與莉莉相像到了驚人的地步，只有他們最好的朋友才對這個莉莉的真實身分起了疑心。至於認識埃納真正的姊妹的那些親友，則已萬分篤定；這些熟知內情的親朋觀察著這一對公認是琴瑟和鳴、比翼雙飛典範的伴侶，刻正發生的奇異轉變。老公成為了激發自己創作出最美妙肖像的模特兒，這就讓戈爾達對此情況更以為然了。她畫筆下這一個個女人優雅美麗，唇齒纖纖，睛若杏仁，肢軀散發微妙的中性風情，姿勢則撩人無比，斬獲了商業上的成功。

藝術家的世界啊，百無禁忌；然而，這個雌雄莫辨的遊戲隨著某件事一點一滴明白無疑，逐漸染上了悲劇色彩：埃納只有扮成莉莉時，才能全然感受到生命的幸福。夫妻倆的社會關係變得舉步維艱。即使他們以之為業的藝術圈比較包容，他們的朋友還是一個個疏遠了他們，僅剩寥寥幾名始終不渝的友人。一九一二年，這對藝術家伉儷決定落腳巴黎。巴黎，萬般放縱之城，藝術之城，時尚之城，自由之城，浪蕩之城。埃納曉得，他在巴黎將可以更公開、更舒適地活出他的女性人生。順此一提，埃納今後也不復存在了；他完全蛻變成了莉莉，再也不願回頭。戈爾達也了解他。這就是他們的人生……他們將再也不分離……

戈爾達的畫大獲成功，畫得愈來愈多。莉莉有本錢活出幾近盛放煥發的社交名媛人生。一九一三年，他們的祕密澈底見了光：公眾得知，戈爾達筆下的性感女人只有唯一一位模特兒：她老公。這對佳偶因此聲名大噪。瘋狂年代（Années folles，即法國的一九二〇年代）尚未翩然來到，但巴黎交際圈已經非常瘋狂。

埃納不是同性戀：他寥寥幾段與男人發展的關係都以失敗收場；他很單純，就是個女人。他想澈底成為女人。他從改姓開始做起：埃納．韋格納澈底消失了，變成了莉莉．愛芙涅絲（Lili Elvenes）。這卻改變不了她臟腑中深埋的不幸……

戈爾達與一眾友人建議他去諮詢心理學家。

「心理學家沒辦法把我變成女人。除了變成女人，我什麼都不想要。」

「不是啦，你很憂鬱，心理學家能幫助你。」

於是，莉莉周遊於粗魯無文的心理學家、一竅不通的醫生、文憑為證的放射治療師、神靈附體的江湖郎中之間，盼望找到那位知道如何讓隱藏在他這具男性軀體裡的女人現身的人：莉莉啊，她有時甚至懷藏著瘋狂的夢想——終有一天，她將可以生個寶寶……

幾位朋友對她提起了馬格努斯・赫希菲爾德（Magnus Hirschfeld）醫師。這位醫生在柏林創辦了第一間性學研究所，更致力為同性戀除罪化而奮鬥。

「我又不是同性戀，我是女人。」莉莉反覆說著。

「對啦，但大家都說這個醫師對所有性別苦惱都點滴在心，甚至還會考慮手術改造。」

非常憂鬱、明顯有自殺意念的莉莉於一九三〇年來到了柏林，懷著不切實際的期望，拜訪了這位醫生。

睪丸切除術（orchiectomie）是一種移除睪丸的手術。當時，這種手術只用來對付癌症；為了滿足個人需求、降低睪固酮（testostérone）而進行這種手術，在當時乃是野蠻行徑。然而，面對莉莉的苦痛、莉莉的懇求，赫希菲爾德醫生答應了。當病人提出了這一類落在某時代倫理規範以外的請求，我們可以合情合理思索，醫生同意了病人的請求，是為了求診者的利益著想，還是著眼於其他原因——研究、職業生涯、榮耀、實驗？不管怎麼說，只要風險可以接受，兩個成人你情我願的這種同意也是可以接受的。

手術成功了，莉莉再也不會有睪固酮了。她為了更澈底埋葬身為男人的過去，停止了作畫；另一方面，她也更換了身分證件，正式以莉莉・愛芙涅絲為名[21]。莉莉可不滿足於此，她熾烈盼望成為女人，去除睪丸對她來說還不夠。

於是，莉莉來到了德勒斯登（Dresde）。那裡有一個叫作科特・瓦內克洛斯（Kurt

21　莉莉以莉莉・易北（Lili Elbe）這個化名更為人知。這個名字是報導她在易北河（Elbe）畔的德勒斯登之手術經歷的女記者為她取的。

Warnekros）的人在動物身上實驗性方面的手術，希望在這尚待探索的領域揚名立萬。顯而易見，莉莉是開展人體實驗的理想人選。瓦內克洛斯為莉莉動了手術，移除了她的陰莖，為她移植了一對卵巢。他在某幾份報告裡隱瞞了一樣事實：莉莉在手術以前已經擁有了一對略具雛形的卵巢。瓦內克洛斯或許並不明白這是有可能的。他不可能知道埃納／莉莉是克氏症候群（syndrome de Klinefelter）[22]的患者；當時的人哪知道什麼是克氏症候群。要論斷我們昔日的醫療同行沒有那麼簡單，然而卵巢移植確實非常愚蠢，而且注定失敗。確實如此，這個卵巢移植手術的後果是，莉莉之後又不得不再進行兩次手術，一次是移除之前植入的異體卵巢，一次是用來挽救移植排斥（rejet de greffe）所造成的傷害。這全部搞下來，與其說是性別重置手術（chirurgie de réassignation sexuelle，俗稱變性手術）[23]，不如說是在屠宰人。

媒體大幅報導了這第一起性別重置案例，莉莉與為她動刀的醫師一時聲名烜赫。想必是被名氣沖昏頭了吧，這宗世界第一的兩位主角——莉莉與醫生不懂得見好就收，讓莉莉日後身陷譫妄，使醫生未來遭遇大災。

莉莉與戈爾達關係融洽，卻仍然要求取消兩人的婚姻，因為她想要嫁給一個藝術品商人。她甚至公開表示，她想為這商人生幾個小孩。既然民政系統裡，埃納已不復存在，離婚就是不可能的；必須勞駕丹麥國王介入，頒布一道特別諭令來解套。國王可冒不起拒絕這對知名伴侶的風險。

至於幫莉莉動刀的外科醫師，他又於一九三一年六月幫莉莉進行了陰道成形術（vaginoplastie）[24]與子宮移植，好讓她能生小孩。就算以舊日的眼光來審視，這兩項

---

22 大約每五百個男孩就會有一個罹患克氏症候群。其病因為X染色體多出一條，換言之，其性染色體組合為XXY。與此相反的，是透納氏症（syndrome de Turner），肇因於缺少一條X染色體，換言之，其性染色體組合為X0。每兩千五百個女孩會有一個罹患透納氏症。孩子的會陰性別外觀往往正常。

23 性別重置手術（亦稱性別重分配手術）是現行名稱，用來指稱應雙性人與變性人（transsexuel）要求而進行的全套外科手術。雖然病人有時會對手術成果表示滿意，這種手術的成果仍有其爭議，且無法解決雌雄間性所導致的各種生理與心理問題。

24 這是一項重大外科手術：移除睪丸與陰莖，將陰囊與陰莖的皮膚翻過來，重新縫回體內。龜頭用來創造陰蒂，包皮用來創造小陰唇，陰囊用來創造大陰唇。

手術也都注定是場大屠殺。陰道成形術以技術上來說根本沒辦法執行，這項手術必須用到陰莖與陰囊的皮膚，但莉莉的陰莖與陰囊早就被移除了。子宮移植即使放在今天都仍非易事，莉莉接受這手術則根本是瘋了，她可是在第一次進行移植時就有排斥反應了啊。果不其然，莉莉對移植的子宮產生了排斥，罹患了敗血症；一九三一年九月十三日，歷經了一年兩個月的苦難與盼望後，她因敗血症而與世長辭。

外科手術很少能有效解決主要涉及心理、存在層面的問題，這今昔皆然。目前，我們傾向幫助雙性人帶著他們所擁有的器官，活出他們自我認同的性別，並陪伴他們面對內心苦痛。然而，醫學與其他場域並無二致，有需求就一定有供給。而市場法則才不會費心比較益處與風險，也不會花心思評估長期整體結果，市場法則只在乎立即的金錢收益。

埃納／莉莉是性別重置手術的零號病人，她之所以遭遇了一次次的不幸，是因為她備嘗苦痛、百折不撓，又不巧遇上了一個莽撞大膽、自我中心的外科醫生。莉莉與醫師兩人都是成年人了，手術前也都經過溝通、取得雙方同意。因此，我們的批判必須有所節制。與接下來的這個病人所遭遇的精神暴力與心理操縱相比，手術刀對莉莉的野蠻肆虐根本不算什麼。

大衛

包皮環切術（circoncision，俗稱割包皮）是非常古老的習俗，至今在許多族群仍根深柢固。我們並不知曉這項習俗確切的起源，想必是起源於西元前三千年以前的上埃及，一開始可能是為了衛生著想，之後則演變為儀式。這項手術可不能等閒視之；雖說幾項研究表示它可能有助於降低人類免疫缺乏病毒（HIV）傳播，它帶來的好處仍及不上產生的風險。我們能對包皮環切術提出的批判，並非「它維繫至今不墜只因為它成為了儀式」，而是「它是在主要當事人並未同意的情況下所決定進行的軀體毀傷」。又一次，我們探討了一個政治不正確的主題。

布魯斯．利馬（Bruce Reimer）的健康遭包皮環切術嚴重傷害，甚至還因此喪失了性命。一個接一個的醫療錯誤（erreur médicale）發生在這可憐男孩的身上，可說是魚貫而至的一樁樁絕頂荒謬。

一九六五年，布魯斯．利馬生於加拿大的曼尼托巴（Manitoba）。八個月大的時候，為了治療包莖（phimosis）[25]，他接受了非關儀式的包皮環切術。一九六〇年代，實施這類手術的醫生原本應該要曉得，真正的包莖是一種非常罕見的先天性疾病，六歲以前是無法做出真性包莖的診斷的。六歲時，包皮會自然退縮；過了六歲仍持續存在的包莖是箝閉包莖（paraphimosis），確切說來，箝閉包莖是由反覆且時機不對地嘗試將包皮退後所造成的。總之，只要我們不要再不顧一切代價想把小朋友的包皮往後退，包莖就會從地表消失。但我們仍必須再次承認，只要牽扯到性，圍繞著我們這個物種所建構的文化建築實在是根深柢固。

假設布魯斯的不幸就只是承受了一次為了不存在的包莖而動的包皮環切術，那這不幸說來也還算微小。這場手術就只會是每年幾百萬例以手術收入為唯一目標的過度醫療（surmédicalisation）的其中一例罷了。

一九六六年四月二十七日，外科醫師尚—馬希・竽歐（Jean-Marie Huot）為布魯斯實施包皮環切術。他用的是保威（Bovie）牌的電燒刀。這是第二個錯誤，因為這臺電燒刀禁止使用於指尖與生殖器。不過呢，外科醫師只要入手了新玩具，就會忍不住想去用，這就是為什麼沒路用的檢查會那麼多，那都是為了要讓昂貴的斷層掃描儀或光纖內視鏡（fibroscope）能夠回本的做法。電燒刀嚴重破壞了這個無辜寶寶的陰莖，最後甚至必須進行陰莖切除術（pénectomie）。也就是把陰莖切掉，就這麼簡單。這讓布魯斯永遠沒辦法把玩自己的小雞雞；他的爸爸媽媽，還有醫生，從此也不必費神在那邊狂拉猛扯布魯斯的包皮，用力把它往後退了。

事情原本可以到此為止，我們會掩卷猶豫：是該憤怒人類如此貪婪愚蠢呢，還是該憐憫忍受著如此貪婪愚蠢的同樣這些人類。沒有喔，故事還沒完……在經受了一個

25 包莖指包皮開口狹小，無法將包皮退到龜頭後。

醫生的診斷疏失、又經受了一個外科醫師的手術疏失後，布魯斯還必須要經受一個心理學家的各種理論，這些理論比手術刀還更有殺傷力……

布魯斯．利馬有個同卵雙胞胎兄弟，名叫布萊恩（Brian）。兄弟倆都遭診斷為包莖。然而，在布魯斯割包皮慘遭橫禍後，布萊恩奇蹟般逃過一劫，否則這個包皮環切術，他原本也應該要做的。趁此一提，布萊恩的包莖之後就自行痊癒了，這坐實了診斷與手術都沒有必要。我在這邊提到布魯斯的這位孿生兄弟，並不只是要譴責醫療目的的包皮環切術，而是因為：這一對雙胞胎，一個沒陰莖，一個則擁有男孩不可或缺的這條器官，兩人聯袂成為了一個外科暨心理實驗的對象。這就令人害怕，最糟糕的事情準備發生……

布魯斯的爸媽六神無主、滿心內疚，聽了許多不同人的意見，大家都建議他們去諮詢心理學家。心理學一直很懂得裝成無所不知的樣子，所以被認為有能力救助一個不幸失去陰莖的男孩。

布魯斯至為不幸之處在於：提供他幫助的乃是約翰．曼尼（John Money）。這位心理學家暨性學家在性發展與性別認同的領域聲望崇隆。他相信，性別是一種理智建構，是教育的結果。他用字面意義去理解西蒙波娃（Simone de Beauvoir）挑戰意味十足的說法：「女人並非生為女人，而是成為女人。」曼尼認為，那麼，把改變限制住就可以了；他熱烈擁護對雙性人進行強制性別重置。他堅信必須將雙性人塞進解剖學的性別二元模式裡：要嘛雄性，要嘛雌性。這位心理學家大概是太有威望了，竟然從來沒有人提點他：他深信性別認同可塑性高，卻對解剖學上性別的多元性視而不見，這其中有深深的矛盾。他既對人類心理一竅不通，也對人體構造一無所知。

於是，小孩玩大車的曼尼建議布魯斯的爸媽，那就把小朋友的睪丸拿掉吧，把他當女孩養。噢，忽然一整個感覺豁然開朗！布魯斯爸、布魯斯媽照做了，兒子二十二個月大的時候，他們拿掉了小朋友的睪丸，把他的名字改成布蘭達（Brenda），幫他買了「真正的」女孩衣衫、「真正的」女孩玩具。豈不是：把「真正的」狗皮膏藥，貼上「真正的」騙人圈套！就好像，掩蓋一個醫療疏失的最棒方法，是搞出另一個醫療疏失似的。

讓我們談回來布魯斯／布蘭達的兄弟布萊恩。對約翰．曼尼來說，布魯斯的這個孿生兄弟是天上掉下來的禮物，因為這個陰莖健在的男孩讓他有機會在眾所矚目之下，透過一場其他人都沒有機會進行的實驗，證實他自己那套性別理論。確實如此，兩兄弟有著一樣的子宮環境、一樣的基因、一樣的家庭環境。最後還有一點：這個實驗是第一起在一個沒有任何染色體雌雄間性、沒有任何荷爾蒙所致之性別分化障礙的貨真價實男孩身上進行的性別重置。真是個完美的實驗對象啊，屆時成果一定雷霆萬鈞，所有科學期刊都搶著拿去發表。

我們可憐的布魯斯／布蘭達還要接受這位大理論家好幾年的心理治療（psychothérapie），這些療程旨在倒轉他的性別認同，讓他從心理上轉變為女生。他青春期從頭到尾都要服用約翰．曼尼為了讓他胸部發育而開立的雌激素（œstrogène）。一旦性別重置澈底成功，布蘭達將讓他，曼尼，登上榮耀之巔。

理論與實驗結果彼此扞格時，理論家可能會：一、發瘋；二、開始說謊；三、變成壞人，或甚至變成瘋子、騙子、壞人的三位一體。布蘭達愈是繼續覺得自己是男孩、而且唯獨是男孩，約翰．曼尼就愈是宣稱：實驗成功了！他以「約翰／瓊安案例」（cas John/Joan）為題，接連發表了多篇文章，證明了性別重置成功。他寫道，布蘭達與布萊恩的行為舉止與所有兄妹、姊弟並無二致，一個應對得如同女孩，另一個則應對得像個男孩。這些學術文章並未花心思定義什麼是女孩的應對、什麼是男孩的應對，因為他覺得這哪需要講，人人都知道。

進入青春期後，布蘭達的胸部因為曼尼開立的雌激素而發育，成為了一大佐證。耐人尋味的是，對約翰．曼尼來說，胸部忽然就變成了性別認同的唯一載具。顯然，曼尼的性別二元觀簡化得愈來愈過頭了。他宣稱深信性別重置可以隨心所欲、想做就做，就算接受重置的對象完全沒有雌雄間性也能做。就連西蒙波娃也會被曼尼驚到彈出墳墓來。

十三歲時，布蘭達陷入一段充滿自殺意念的憂鬱時光，她對爸媽宣布，如果他們再逼她去見約翰．曼尼，她就殺死自己。

布蘭達這個假女孩覺得自己愈來愈是個男孩，她的嗓音低沉了下來，眼神也專瞧女孩子。這些不值一哂的細節可阻止不了曼尼，他建議布蘭達進行陰道成形術。十三歲的布蘭達狠狠拒絕了。她／他也拒絕繼續施用雌激素，找人開立了睪固酮。布蘭達的雙親此前一直受曼尼操弄，對之百依百順，如今決定停止他們這對雙胞胎兒子的心理治療。至此，約翰．曼尼認為，還是停止發表探討約翰／瓊安案例的文章比較謹慎。

一件比較小的事：約翰．曼尼的失敗澈底到了什麼地步呢？十五歲時，布蘭達決定變回男孩，為自己取了大衛（David）這個名字。布魯斯／布蘭達／大衛，這個貨真價實的男孩，他失去了陰莖與睪丸，是一連串親職疏失與生物醫學疏失的產物，他的腦被年復一年的強迫心理治療所蹂躪，他的性別認同被一個性別狂徒所摧殘，這樣的一個孩子，會有什麼樣的未來？

二十二歲時，他進行了雙側乳房切除術（mastectomie）[26]。他嘗試進行了兩次陰莖成形術（phalloplastie）[27]，並與一個已有三個小孩的女人結婚。悲劇以失控的速度接踵而至。他的雙胞胎兄弟布萊恩無法承受真相之重，出現了嚴重的精神問題[28]；他自己呢，與雙親關係極度惡劣，他將所有不幸都歸咎於父母，並與妻子分開。

嶄新的大衛．利馬——他保留了原本的姓——決定把他身為強制性別重置零號病人的故事寫出來。他的書抑制了這種手術的流行，並使它永遠不再強加於未成年人。以書寫當作發洩並不足以彌補他身上積累的錯誤。三十八歲時，他舉槍自盡，他的悲劇之死終於讓他躋身自己一生遭遇的種種悲劇之間。他的孿生兄弟布萊恩精神問題日趨嚴重，已於兩年前自殺身亡。

可憐哪，這對兄弟的父母。當年竟沒人敢跟他們說，包皮跟其他的皮一樣，就只是塊皮而已。

26 即切除乳房。
27 即陰莖重建手術。非常困難。
28 譯注：布萊恩之後患上了思覺失調症。

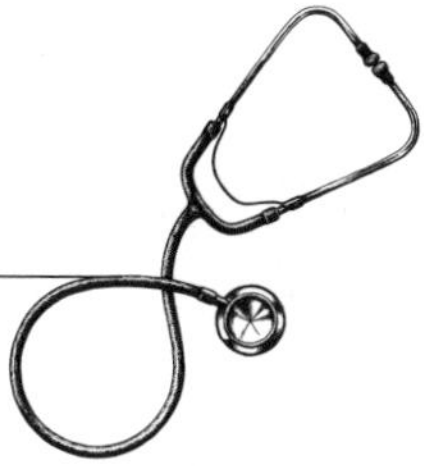

兩個特別的編號

我們身上棲息的好幾種細菌會隨情況而蛻變。它們可能從平和的互利共生或片利共生菌株轉變為兇暴的致病菌株[29]。葡萄球菌（staphylocoque）與鏈球菌（streptocoque）、幽門螺旋桿菌（*Helicobacter pylori*）與法文裡又叫作colibacille的大腸桿菌（*Escherichia coli*）就屬於這樣的情況。尤其這大腸桿菌，更是無比神奇。

驚世一九一七

人類為戰爭而狂熱，給了病毒和細菌意料不到的大禮。第一次世界大戰期間，腹瀉、斑疹傷寒（typhus）和流感殺死的士兵遠比命喪槍砲和刺刀下的人數多得多。

戰爭讓外科學（chirurgie）獲得進展，也讓微生物學（microbiologie）邁步前行。

一九一七年，有一個德國士兵，他所有的同袍都染上了當時流行的痢疾，他卻奇異地倖免於此。當時，傷寒、副傷寒（paratyphoïde）以及其他由沙門氏菌引起的疾病一波未平、一波又起，讓一間間醫院人滿為患，醫院爆滿又讓疾病傳播變本加厲，這個阿兵哥卻仍然健健康康。

瑞士夫里堡（Fribourg）附近一間軍醫院的主管阿爾弗雷德．尼塞爾（Alfred Nissle）關注某種怪奇現象已有好一段時間了。他注意到，某些細菌會阻礙其他細菌生長。在亞歷山大．弗萊明（Alexander Flemming）發現青黴菌（*Penicillium*）會阻礙葡萄球菌生長的十餘年前，尼塞爾已經發現，某些大腸桿菌會阻礙沙門氏菌生長。他約詢了這名士兵並得知，當地好幾波的腹瀉大流行，後者都倖免於難。另外，這士兵在巴爾幹地區作戰，卻奇蹟般豁免於一場嚴重的志賀氏菌病（shigellose，或稱桿菌性痢疾）[30]流行。

於是，尼塞爾尋思，這士兵是不是帶有某種提供保護的細菌？他把阿兵哥的糞

29 互利共生是兩個物種彼此皆獲益的共生關係。片利共生物種以另一物種的排泄物為食，同時不造成對方的傷害。致病物種則是讓宿主生病的物種。

30 這是一種由痢疾志賀桿菌（*Shigella dysenteriae*）引發的腹瀉。

便帶進實驗室檢查，發現了一種與我們腸道裡天然棲居的菌種不同的大腸桿菌。大腸桿菌家族的成員眾多、嘈雜喧囂、各行其是。尼塞爾於是費心將這種看起來無害的大腸桿菌分離出來。他並不曉得，這種細菌將成為迄今不輟的密集研究之對象，還會冠上他的名字、用他發現它的年分當作編號：*Escherichia coli Nissle 1917*，縮寫為EcN1917，或者簡單寫成EcN。

日後，遺傳學將讓我們發現，有些大腸桿菌帶有致病基因，有些則沒有。EcN就並未帶有致病基因，此外，它還擁有一些額外的基因，讓它能抵抗致病的腸道細菌、甚至消滅它們。它，EcN，是一種非常友善的大腸桿菌，它透過基因水平轉移（又稱基因側向轉移）獲得了種種新基因。基因水平轉移是細菌彼此之間直接的基因交換；之後我們會發現，細菌主要就是透過基因水平轉移來發展出抵禦抗生素的能力。EcN在自身的基因組（génome）裡漸次融合了它從它腸道菌群（microbiote intestinal）的鄰居那裡得來的基因。所以，它是人類偶然發現的第一種天然抗生素，與日後的青黴菌異曲同工。

我們最近發現，EcN有消炎作用，而且對發炎性腸道疾病（maladies inflammatoires chroniques de l'intestin，MICI）[31]有輕微的治療效果。這類疾病是一陣一陣發作的，而EcN能稍微降低它們的發作頻率。

醫學裡不免俗地，最終一向由商人主導；某些國家，好比對藥物的熱愛像一場重感冒大流行的瑞士，就讓EcN搖身一變成了建議用來治療腸道發炎的益生菌（probiotique）[32]。還有一些國家甚至建議用EcN治療腸躁症候群（syndrome de l'intestin irritable，亦稱大腸激躁症），亦即人人都有機會親炙EcN的風采，因為腸躁症候群這個診斷可說無所不包，什麼狀況都適用。

要是生命能簡化為生意，那一切就太美妙啦。生命的均衡有多麼脆弱，科學懂；科學發現，EcN這個益生菌也會生產一種對腸道細胞有毒的物質，助長了結腸癌。如

31 這些疾病屬於自體免疫性疾病，其中最廣為人知的二者是克隆氏症（maladie de Crohn）和潰瘍性結腸炎。

32 益生菌是一種含有活體微生物的藥物。

此一來，短期的好處，長期來看恐怕成了毒害。這是恆定不變的：運動禁藥（dopage）有時能助人贏得比賽，卻縮短了壽命；抗憂鬱藥（antidépresseur）讓心情變好，卻讓憂鬱變本加厲；消炎藥緩解了痛苦，卻損害了腎；止痛劑（antalgique）把急性疼痛轉為慢性疼痛；抗生素治療了感染，卻增強了抗藥性。EcN讓人免於腹瀉，卻可能讓腸子變得脆弱。對此，我們還沒有很確定；所有研究者的顯微鏡都對準了這種大腸桿菌仔細端詳，我們卻尚未揭開它全部的面紗。爭議甚囂塵上，而今這個時節尤其如此：今日，腸道菌群成為了科學與媒體的雙重寵兒，而科學跟媒體廝混那就麻煩了，會讓真相遲遲無法揭曉。

不過呢，我們可以肯定，這位不知何許人也的阿兵哥是抗生素和抗生素抗藥性（antibiorésistance）的零號病人。他的腸子並沒有發明抗生素、也沒有創造出抗生素抗藥性，卻引領許多研究者前仆後繼邁上發現它們的路。這個阿兵哥的腸子也讓人得以一瞥，我們體內微生物繁多物種彼此間的爭戰與策略。

怪奇八三九七二

瑞典哥特堡（Göteborg）一間學校正進行體檢。醫生對塞瑪（Selma）說，她有嚴重的泌尿道感染。

「妳解尿時會不舒服嗎？」

「不會。」

「妳會常常須要小便嗎？」

「不會。」

「妳有時候腹部或腎臟會不會痛？」

「不會。」

「妳最近這幾個月有沒有發過燒？」

「沒有。」

「妳的尿液有沒有偶爾是紅色或粉紅色的？」

「沒有。」

醫生猶豫著要不要問塞瑪這位才剛滿十五歲的女孩，她是不是已經發生過性行為。她很美，而且瑞典跟其他地方一樣，女孩子愈來愈早熟了。

「妳有男朋友嗎？」

「有啊，可是……」

「可是？」

「他就只是一個很要好的朋友而已。」

兩人心照不宣。點到為止就好，不必說得太明；再說，光只有青少年間的性行為，也不可能導致這麼普通的大腸桿菌如此大規模的泌尿道感染。

「所以，妳沒有任何特別的症狀要告訴我嗎？」

「沒有，我一切都好。」

塞瑪的病歷顯示，她已經接受了兩次抗生素治療，但並未收效。於是，醫生希望能多了解一點這樣的慢性泌尿道感染……

多項檢查表示，塞瑪的膀胱從來沒有把尿徹底排空。這種尿液滯積有利於各式各樣病菌繁殖。感染塞瑪膀胱的病菌是一種大腸桿菌，但不是自然狀態的腸道菌群裡一般會出現的某一種大腸桿菌，也不是偶爾侵門踏戶來感染泌尿系統——這種感染尤以女性為常見——的那幾種大腸桿菌。於是，醫生試著投以其他種抗生素，但塞瑪的大腸桿菌能夠抵抗所有已知的抗生素。塞瑪不懂，為什麼大家無論如何就硬是要治療她，她什麼症狀都沒有啊。不過，跟法國或其他國家相比，瑞典已經是抗生素使用遠遠較少的國家了，但即使是在這樣的國家，醫生也不喜歡逸離常軌的事物。再說，一種微生物要是在泌尿系統裡大量繁殖，那就令人擔心它們會感染腎臟然後毀了腎，救都沒辦法救。

比較精細的幾項檢查揭露了，塞瑪的膀胱存在著一種尚不為人知曉的大腸桿菌菌株。細菌學家將該菌株編號為83972，血清型（sérotype）為O nt/K5[33]。

33 微生物一般以它們兩種主要抗原（antigène）的起首字母命名。在此例中，O抗原不存在或無法分型（non typable）；K抗原是5。

初次尿液分析的三年後，塞瑪獲正式診斷為無症狀菌尿症（bactériurie asymptomatique）[34]。醫學一般來說會先命好名、再去了解，因為名字讓無知變得比較端得上檯面。接下來，如果疾病機轉得到了解，名字可能就會隨之修改。順此道理，奔馬癆（phtisie galopante）變成了肺結核；神聖病（mal sacré）變成了癲癇[35]；心絞痛變成了冠狀動脈心臟病（coronaropathie ischémique）；歇斯底里症變成了身體症狀障礙症。所以，塞瑪得的病是無症狀菌尿症，病因是血清型為O nt/K5的83972號大腸桿菌。關於無知的可見一面，這樣子對我們來說就很夠了。現在，讓我們來發現隱藏的那一面。按理來說，探索無知隱藏著的那一面該能獲得暫時的真相。塞瑪體內的怪奇大腸桿菌正是如此。

自一九八〇年代為人所發現以來，這種大腸桿菌就不斷因為它的適應能力與花招計謀而驚世駭俗。它有能力調節自己的好幾個致病基因[36]，以免干擾宿主；這就是為什麼宿主一點症狀也沒有。它學會了抵抗所有的抗生素；這就是為什麼意在消滅它的所有嘗試均告失敗。這隻大腸桿菌說不定也困惑得要命：為什麼醫生們窮盡一切力氣就是要把它趕盡殺絕？它明明不會讓人不舒服，根本連症狀都沒有！

這種大腸桿菌最重要的能力，是它能夠殖民整條泌尿道，並竭力捍衛自己征服的領土。這隻83972號菌啊，在還沒把天然腸道菌群裡的友善好桿菌與不請自來的壞菌全都殲滅以前，它是不會罷手的。

塞瑪和與她片利共生的這隻大腸桿菌找到了完美方法，來對付嚴重或痛苦的真正泌尿道感染。塞瑪讓醫生觀察到，大自然有時候也會把事情安排得穩妥牢靠，而在生物學裡，演化是繞也繞不開的事實，連人類也無法自外於此！

34 「菌尿」（bactériurie）代表尿液中有大量細菌；「無症狀」（asymptomatique）代表病人並未感覺到任何症狀。

35 譯注：摘引馬偕紀念醫院網站之介紹：癲癇是一個相當古老的疾病，在科學未發達前癲癇被認為是一種超自然、出於神旨的「神聖病」或是魔鬼附身的疾病，陸續又被稱為「集會病」或「吐痰病」。https://www.mmh.org.tw/taitam/neuro/index4_7.html

36 尤其是編碼了菌毛蛋白（piline）與黏附素（adhésine）的幾個基因。這種大腸桿菌調節了這些基因，卻不會改變自身對膀胱壁的黏附力。

自塞瑪以降，83972號菌被用於治療。我們把它引入嚴重泌尿道感染頻發的病人的膀胱裡，這比抗生素一種接一種輪番上陣還有效。病人臥病在床、或是截癱（paraplégique）時，泌尿道感染真的是個大問題，向83972號菌借力使力的做法非常推薦用來治療這樣的病人。拿一種從致病轉變成片利共生的細菌來治療人，這還是第一次呢。值得注意的是，這樣的治療真是又環保、又瀟灑。

所以，大腸桿菌已經是我們腸子的一大共生對象，只要我們不要一在尿液細菌學檢查發現它就不由分說想殲滅它[37]，它就也能成為我們泌尿系統的一個盟友。目前的研究主要關注讓83972號菌菌株得以誕生的突變以及表觀遺傳（épigénétique）機制。這些機制被表述為病原體朝共生演化的模式。

今日，用於「細菌療法」（bactériothérapie）的大腸桿菌依然來自塞瑪這位瑞典年輕女學生身上的菌株。演化幫助我們搞懂，這種大腸桿菌在塞瑪膀胱駐紮的三年之間是如何繁殖了三萬個世代，已足夠讓這種細菌獲致必要的突變來邁向片利共生。

塞瑪仍身在人間，芳齡應該已五十有餘。她製造出這隻83972號大腸桿菌，她自己受益匪淺，此後更造福了我們所有人，讓我們謝謝她。

37 尿液分析顯示出細菌存在，不宜逕行得出泌尿道感染的結論。不幸的是，這是非常常見的錯誤。我們應該把泌尿道感染的標準定在每毫升超過十萬個細菌。

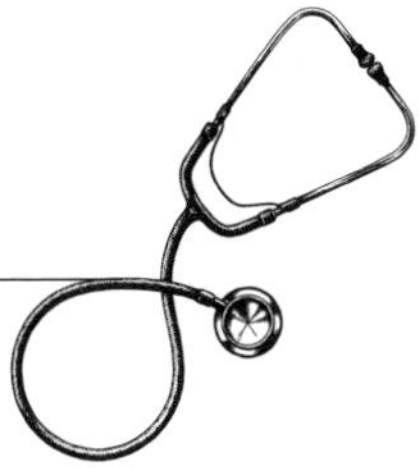

恩莎的沉默

恩莎只要不說話，便非常美。

只要她試著表達，嘴唇與臉頰就會不規則地收縮。一個音節便是一場冒險，一個詞彙便是一種苦痛，一個句子便是一大壯舉。當對方表示自己已明白了她的意思，一個仍時有痙攣的大大微笑便耀亮了她的臉蛋，皮膚下的肌肉緩緩重歸平靜。於是，恩莎重新又擁有了那張沉思聖母的容顏。

恩莎不會讀字也不會寫字。在巴基斯坦，這個問題無礙於婚姻。一九四〇年代，上學仍是奢侈之事，對女孩來說尤其如此。爸媽會把女兒交給第一個前來提親的正經男孩。恩莎手腳俐落，身體健康，爸爸媽媽百思不得其解：為什麼阿拉會讓她嘴裡吐出的字詞亂七八糟成這副德性。他們虔誠信教，其他所有孩子說起話來也都沒有障礙。

札希德．柯（Zahid Ke）看見恩莎身披紅紗麗（sari）[38]，像太陽一樣美好，他再也說不出話來。這樣的不言不語來得正是時候，讓恩莎不會因為吐出了什麼混亂難解的應答而跌了身價。沉默將他倆締結成雙，日復一日濃厚。話語又有什麼用處？青少年的身軀表達已足夠傳遞精華的情意。

恩莎的雙親耐心等待札希德前來提親，他總有一天必須來的。可別太早，他與她那兩具身軀尚顯青春稚嫩；也別太晚，女性的生育期可是轉瞬即逝的啊。

札希德明白了，恩莎的言語痙攣並不會減損他的愛欲，恩莎的詞語抽搐也永遠不會斲傷她的美麗；此時，他便有了勇氣向恩莎的父母提親。依循傳統，是恩莎的爸媽代替她答應的。他們的婚禮喧騰熱鬧、五彩繽紛，巴基斯坦的婚禮一向如此。音樂掩蓋了賓客虛浮的言語時，新人便彼此凝視……

巴基斯坦長期缺乏工作機會。這對新婚愛侶的內心迫切渴望離開。英國是巴基斯坦人的天然方舟，西方國家的工廠簡直是勞動天堂。倫敦的紡織廠全速運轉，需要人手幫忙。札希德．柯勤勞肯做。一切的一切都漸露曙光。小夫妻落腳於倫敦南郊。在那裡就像其他地方一樣，只要白天工作、晚上相愛，生活就蒸蒸日上。札希德逐漸學

38 譯注：南亞女性的傳統服裝，以絲綢為用料。

會了破譯恩莎話語的密碼，他習慣了，也遷就了。生命不需字句，自然生生不息。

他們的第一個寶寶是女孩，名叫法依札（Faiza）。法依札像全世界所有的寶寶一樣咿咿呀呀，爸爸媽媽也咿咿呀呀回去。法依札好棒好漂亮。她爸爸努力給予她比她媽媽發出的聲音還來得結構完整的詞語，但法依札的咿咿呀呀遲遲不成形為詞語……是必須面對事實了，母親遭遇的詛咒也襲擊了女兒。第二個寶寶也是個女孩。法依札的這個妹妹同樣也有言語障礙。所以說，這是一種女孩病，必須快快生個男孩來消解命定的咒詛……

塔西爾（Tahir）終於來到了這個世界，一個貨真價實的男孩，與他的兩個姊姊一樣活力滿滿……札希德與恩莎假裝對塔西爾的童言童語不期也不待。第一批童言童語來了，到了嘴邊，卻已支離破碎，塔西爾努力想把它們修好……卻常常失敗。這不只是個女孩病，也是男孩病。

一種詛咒長駐不去時，會化為一種狀態。厄運深深融入了環境與私密生活，並不妨礙生兒育女照舊持續……第四個寶寶又是一個詞語扭曲難辨的女孩……

第五個孩子誕生了，是個男孩。不抱一絲獲得應答的期待，孩子的爸、鄰居與友人對寶寶開口說話……奇蹟發生了。詞語與句子像所有人類小寶寶身上會發生的那樣，在這個小兒子的嘴裡構築成形。柯家的五個小朋友裡，只有一個倖免於奇異的語言障礙。恩莎與札希德是不是就在等這個，等到了才停止生育？老五出生以後，他們就不再生了。而他們的這些孩子比他們還更會生。他們將創造出媲美聖經人物世系的家譜，其中摻雜了盼望，也摻雜了他們一無所懼的詛咒……

札希德與恩莎的長女法依札生了九個小孩（六男三女）。法依札的長男遺傳了母親與祖母的語言障礙。接著，法依札的次男、三男、長女的讀字、寫字、表達都正常。法依札的四男罹患語言障礙，五男正常，次女罹患語言障礙。法依札最後生了一對異卵雙胞胎（*jumeaux hétérozygotes*）[39]，男孩正常，女孩罹患語言障礙。

札希德與恩莎的次女生了四個女孩與一個男孩，其中有兩個女孩正常，其餘皆罹患語言障礙。

39 異卵雙胞胎嚴格來說並非雙胞胎。

札希德與恩莎罹患語言障礙的長男塔西爾結了婚，育有一子，是個正常的男孩，然後塔西爾成為了鰥夫。他的續絃妻生了三個女孩，其中僅一位罹患語言障礙。札希德與恩莎的三女生了兩個正常女孩，兩個罹患語言障礙的男孩。札希德與恩莎沒有障礙的小兒子生了兩個沒有障礙的孩子。

這列出來長長一串的三十位直系後裔裡，十四位罹患了他們的直系血親恩莎的嚴重言語障礙。這種障礙一次次證明了自己生命頑強，但卻也沒有減損這些親族的魅力與他們想要孩子的渴望。

一九九〇年，恩莎的一個孫子諮詢了倫敦大學學院兒童健康研究所的一位遺傳學家。這次諮詢將使恩莎．柯在全球遺傳學家的圈子裡無人不知、無人不曉。她自己呢，可從來沒聽說過「遺傳學」這個字。

雖說這個大家族不是所有成員都姓柯，人們還是以柯家症候群來稱呼這些症狀：一種與已知疾病迥然不同的言語、閱讀與書寫障礙，其強烈的遺傳性意味著其遺傳載體應該很容易就能找到。

語言障礙（trouble du langage）與言語障礙（trouble de la parole）不可混為一談：語言障礙的病人無法思考字詞；言語障礙的病人難以說出字詞、組織語句。語言障礙的病人無法理解他們的語言，或者理解力低落；言語障礙的病人知道字詞，理解別人跟他們說了什麼，但卻難以執行言語表達所需的動作。口吃是一種輕微的言語障礙。柯家人有嚴重的言語障礙，其中以構音障礙（problèmes articulatoires）為最，這就是為什麼恩莎與她的子子孫孫嘗試表達時都擠眉弄眼得像在做鬼臉。他們也罹患語法障礙：所有人閱讀起來都備感艱辛，其中好幾位不會寫字。

人們永遠不會用第一個獲得描述的病人來命名一種疾病，而是用第一個描述這種疾病的醫生或是學名來命名它。柯家的病，人們選擇將之命名為「發展性言語失用症」（dyspraxie verbale développementale）[40]。這是一種遺傳導致的發展障礙，歸入「混合

40 失用症（dyspraxie）指稱沒有任何癱瘓，卻難以執行自動動作的狀況。言語失用症牽涉的是語言表達的自動動作。

性特定發展障礙」(troubles spécifiques mixtes du développement)這個包羅萬象的大分類下。

一九九八年，一名遺傳學家觀察到，柯家人在七號染色體的某個片段上有一處異常。他也觀察到，一個罹患相同障礙、卻並非柯家人的年輕男子，擁有完全相同的染色體異常。此後，柯家人七號染色體上的所有基因都獲得了仔細的基因定序。

直到二〇〇〇年，研究者才正式指認出恩莎．柯的突變基因。該基因控制一種蛋白質的合成，這蛋白質用野蠻人的語言來說，叫作「Forkhead-Box P2」。我們如果用「box」這個詞來稱呼一個基因或一種蛋白質，就代表該基因或該蛋白質縱貫幾千年、橫跨眾多物種系譜分支，而未嘗改變。就好像它的結構收納在一個固若金湯的盒子（*box*）裡似的。Forkhead-Box縮寫為「Fox」，後面再加上用來分類、區辨的一個字母與一個數字。Foxp2這個基因控制了幾個腦區裡一系列的基因，這些基因掌管著協調、溝通、解碼來自皮質的訊息。

柯家人七號染色體上Foxp2基因突變的這項發現引爆了研究熱情。遺傳學家在這項發現裡看見了絕佳機遇，去尋找語言出現的潛在基因因素。在眾多物種身上展開的一項項實驗揭示了，在溝通與語法能力的發展上，Foxp2基因舉足輕重。這個基因只要稍微突變，就會澈底改變語言及溝通。黑猩猩與人類的Foxp2基因就只差了兩項微細的更動。這兩個細微突變就足以導致主掌語言的腦區裡，一百一十六個基因的表現發生變動。移植了人類Foxp2基因的幼鼠發出了更多的超音波來與其母親溝通，但當植入幼鼠的是柯家人的Foxp2基因，幼鼠便不會有任何溝通表達方面的進步。缺少了Foxp2基因的年幼金絲雀較無能力模仿它雙親的鳴唱。研究甚至推進到尼安德塔人身上，觀察到尼安德塔人擁有與智人相同的Foxp2基因。研究者因此下了結論：尼安德塔人雖然喉部構造與我們不同，卻應該也擁有語言。所有這些研究的成果彼此呼應，這就讓各大媒體毫不修飾直接下出如此標題：我們發現了言語基因！

無庸置疑，恩莎．柯的子子孫孫讓我們得以發現，在智人語言如何出現的這個謎奧上，迄今已知數一數二關鍵的基因。然而，Foxp2基因存在於所有哺乳動物、鳥類、魚類、蜜蜂、甚至蕈類體內，單只有Foxp2基因還不足以獲得言語。沒有任何一種複雜功能是只倚賴單獨一個基因的。

恩莎・柯與她繁多的後代至少已讓我們在溝通及言語表達的遺傳學迷宮中取得長足進展。美麗的恩莎啊，她的沉默結實累累，是語言系譜的零號沉默。讓我們向聖母恩莎致敬。

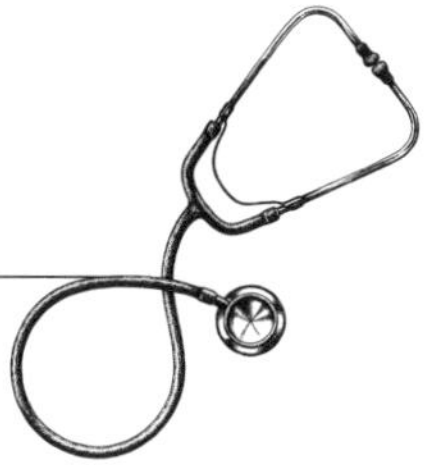

永生的海莉耶塔

永生是人類最悠久的夢想，所有宗教皆源於永生的盼望。如今，這個人類學式的夢想已成為了最強大的行銷工具，披上了「超人類主義」（transhumanisme）的新名字，讓資訊巨頭賺得盆滿缽滿。商人就是今日的大主教，他們和昔日的祭司一樣，以人類亙古不變的天真牟利。人們需要信仰，造就了永不枯竭的利潤來源。

法老、皇帝和國王坐擁富麗堂皇的陵寢，軀體與細胞卻與他們落入亂葬崗的那些最微賤臣民的軀體與細胞擁有並無二致的命運。諷刺就諷刺在，如今唯一能宣稱獲得永生的人，是一名生前遭受各種不公不義的女子。

海莉耶塔・樸禮森（Henrietta Pleasant）四歲時，母親在生產第十個小孩之際與世長辭。對一九二〇年代美國維吉尼亞州的一個黑白混血女童而言，這是個糟糕已極的開始。她從膚色看來幾乎就是白人，當時的歧視又比蓄奴時代來得收斂，因此她得克服的總共就只有貧困與性別歧視。光這兩樣就夠人用一生去經受了，並不會給人要無限延長如此一生的想望。

海莉耶塔自己誕下第一個小孩時，年僅十四歲。窮人生育得比富人還早，因為他們預感到自身一如朝露瞬逝。孩子的爸名叫大衛．拉克斯（David Lacks），年方十九，是海莉耶塔的表哥。這一對表兄妹同樣貧苦，由他們的祖父撫養長大。海莉耶塔生下第二個小孩時，年方十八。新生兒很快就表現出發展障礙。貧病不幸總愛纏上同樣的人家。

二十歲那年，她與兩個孩子的爸結為連理，成為了海莉耶塔．拉克斯（Henrietta Lacks）。小夫妻努力打拚，在幾間工廠工作因而搬家數次後，一間銀行願意放貸給他們在馬里蘭州買下第一幢房屋。才剛開始嚮往起平靜安詳的生活，大衛就被徵召入伍上戰場。戰爭是唯一一視同仁、沒有歧視的人類活動。

戰爭結束、和平歸返，夫妻倆又生了三個小朋友。畢竟誰曉得呢……生命是何等脆弱……生完第五個孩子後，海莉耶塔罹患了子宮頸癌，癌症惡化得異常迅速。癌症雖不像貧苦那樣挑人作祟，卻也有自己的一些偏好。她被轉送到一間黑人醫院，因為並非全白的皮膚下隱藏的，不可能不是黑人特有的生理機能嘛。「瘋黑鬼醫院」（Hospital for the Negro Insane）——這名稱可不是唬爛出來的。就在這間「瘋黑鬼醫院」，醫生採取了兩件她子宮的病理切片，也試著用鐳進行放射治療……八個月後，她與世長辭，過世時癌細胞已經轉移到全身各處。海莉耶塔享年三十一歲。她身後留下五個小孩，最小的那位在母親亡逝時才十八個月大。孩子的爸得自己撐起一切……

醫生詢問孩子的爸是否同意他們採樣他太太的幾個器官，俾便了解這癌症怎麼會進展得快若奔馬。當一個人身為奴隸的後代，幾乎有資格稱為屋主，還是五個孩子的爸，超越、克服了貧苦與歧視，一個拒絕便更為這一切的努力畫龍點睛。大衛拒絕別人再去碰海莉耶塔的遺體。他並不曉得，妻子罹癌之初，院方就已採樣了兩件子宮的病理切片。

癌症之所以是惡疾，要歸因於癌細胞增殖能力驚人。正常細胞分裂六十餘次後就會死亡，癌細胞則不同，在分裂數千次後仍可以存活。一九五〇年代之初，各實驗室進行的細胞培養，無論是正常細胞還是癌細胞，一週以內就會全都退化。

迥然有別的是，海莉耶塔的細胞異常快速地增殖，還全都存活了下來。海莉耶塔過世之際，醫院實驗室已坐擁幾百瓶她的細胞。醫生根據慣例，用病人名字湊成四個字母，將這些細胞命名為海拉細胞（cellules HeLa），他們認為這些細胞是永生不死的。一九五一年十月四日，就在海莉耶塔辭世的同一天，電視媒體轟動宣布了邁向永生第一步的這樁大發現。緊接著，連「癌症即將能夠治癒」這種說法都毫不猶豫出籠了。這種講法真的驚世，畢竟這些被養起來的細胞才剛在一年之內，迅雷般扼斃了懷有它們的人。然而，儘管媒體上一千則關於癌的消息宣布裡，只有一則會在往後幾年稍稍實現，電視上談到癌症，卻必然提到即將迎來的勝利。在生物學家眼中，癌症算得上是細胞系沒有例外的自然演變；面對這樣的疾病，傳媒展現出的樂觀要嘛太過頭，要嘛根本是盲目無知。

將近七十年來，海拉細胞無限增殖，總質量達到了好幾噸之譜，還周遊了世界各地，在工廠與實驗室裡欣欣向榮繁衍著。

海拉細胞是無數研究的對象，因為這些細胞，我們斬獲了一項項重大進展。其中一項數一數二的飛躍，是脊髓灰質炎（poliomyélite，俗稱小兒麻痺症）疫苗的研發製備，海拉細胞在過程中擔任病毒培養基。為了從一九五三年起大量生產小兒麻痺症疫苗，阿拉巴馬州的土斯基吉（Tuskegee）興建了一間製造海拉細胞的工廠。這間工廠的非裔美國人勞工曉不曉得，就在這同一座土斯基吉市，有一項臨床試驗（essai clinique）以四百名罹患梅毒的黑人男性為對象，從一九三二年就開始持續進行？這項研究[41]的目的是探討梅毒若未受治療，會如何演變。當時，唯一已知的梅毒治療方法是砷，毒性極強、效果又差。接受土斯基吉梅毒試驗的病人每天獲得一餐熱飯，並獲得他們身上其他病痛的治療。病人過世時，家屬要是同意進行大體解剖，就能獲得一百美元的喪葬費。一九四三年，青黴素的發現讓醫學取得了歷史性突破。青黴素對各型梅毒有立竿見影的奇效，寥寥數十年就將梅毒的災厄消滅殆盡。當時，土斯基吉梅毒試驗的研究人員對受試的病人隱瞞了這項發現，甚至還成功讓這些受試者豁免應召入伍參與二戰，因為部隊用青黴素治療士兵，會礙到他們的研究。戰爭落幕、和平來臨，卻扭轉不了這些研究員的執迷不悟——這項臨床試驗還將再持續進行三十年，直到醜聞爆發才畫下休止符。土斯基吉梅毒試驗促成了一九七〇年代末，西方世界制定了第一批生命倫理（bioéthique，亦稱生物倫理）法規，為人體試驗設立了各種管理機關。

言歸正傳，談回海莉耶塔的細胞。在一座四百名黑人靜悄悄死於梅毒、這些人的救命藥卻明明已存在八年的城市，一名黑人女性的細胞由一群黑人勞工進行工業化量產並出口到全世界，當時卻沒有人想到要叩問其中的倫理議題，為何如此？原因顯而易見。一九五六年，紐約的一個病毒學家（virologue）尋思，海莉耶塔的細胞是否帶有傳染性的病毒？這些細胞是否有能力把自身的癌傳播出去？為了解開謎題，他將海拉細胞注射到血癌（白血病）及其他癌症病人，還有一些健康的囚犯身上。為了科學，還有什麼是做不了的？該病毒學家持續進行此一可怕試驗，直到一些同行逼他停手才罷休。

海莉耶塔的細胞讓愛滋病毒、癌細胞突變的演變、輻射對人體的影響等研究得以

41 譯注：史稱「土斯基吉梅毒試驗」，時間橫跨四十年，一九三二年始，一九七二年終。

開展。這些細胞被拿來測試抗病毒藥物、探究各種產品的毒性，還屢次被送上外太空以研究失重狀態下的細胞分裂。沙門氏菌的模型也有賴海拉細胞才得以建立，如此的模型幫助人更透徹了解沙門氏菌引致之各種可怕腹瀉的病理生理學。

一九六〇年代，海拉細胞每個月讓三百篇左右的文章得以問世——一九八〇年以後，這個數字增至原本的四倍。一九七〇年代，海拉細胞被用來製造細胞雜交（hybride cellulaire，亦稱細胞融合），以開發人類基因組圖譜的繪製方法。這就勢必得把海莉耶塔原本的基因組找出來，才能更透徹了解她細胞中某些基因的演變。於是，大家開始尋找她的家屬……

海莉耶塔死後二十五年，人們找到了她先生，還有五個小孩裡的三個。另外兩個孩子呢，一個女兒罹患癲癇，十五歲左右就在「瘋黑鬼醫院」過世了；另一個兒子身陷囹圄，改宗了伊斯蘭教——可謂盡其所能衝撞著命運。她的孩子們於是發現了母親的細胞邁上了何等神奇的命運。孩子們的心中無可抑止湧現了世代相傳的種種記憶，這些記憶重燃了他們身為奴隸或白人的白老鼠的祖先所經受的苦難。孩子們初次看見一張之前從未見過的母親相片，還有母親的屍體解剖報告。孩子們一想到母親的這些碎片周遊世界各地，就驚恐不已。當時，種族主義已較為和緩，科學家迎合他們、安撫他們，緩解了他們的騷亂不安。

一九八四年，病毒學家哈拉爾德．楚爾．郝森（Harald Zur Hausen）發現了人類乳突病毒（ＨＰＶ）是子宮頸癌的致病原。研究者注意到，HPV18病毒株融合進了海拉細胞的基因組中，這可以解釋為什麼海莉耶塔的癌症會那麼嚴重。楚爾．郝森成功研發出一種疫苗，並因此獲得了諾貝爾獎[42]。

二〇〇五年以來，海拉細胞被拿來試驗，以研究奈米顆粒（nanoparticule）對生物的影響。

據估計，迄今製造出的海拉細胞超過了二十噸，這些細胞讓超過六萬篇學術文章得以發表。它們的繁殖力如此驚人，甚至打破了固若金湯的鐵幕，出現在冷戰高峰時

42 譯注：二〇〇八年諾貝爾生理醫學獎。

期的俄羅斯實驗室中。它們更污染了其他許多的細胞培養，引致了延燒至今的一眾學術爭議。確實如此，當海拉細胞對細胞培養的污染遭到揭發，用其他細胞所做的實驗結果就有了爭議。專家估計，百分之二十的細胞實驗結果因此必須作廢。這些研究者頗有理由憎恨海莉耶塔與她那些天殺的永生細胞！

一些實驗室透過海拉細胞聚斂錢財，引爆了法律爭議；這起爭議於一九九〇年落幕，當年，法律禁止了人體組織商品化。任何人類細胞都不得成為私人財產。能收費的部分僅限於人類細胞的製造與運送。不必懷疑，在法律專家展開猛攻，以取得人體活體組織的專利以前，這些細胞的製造與運送一定會被索高價的。

海拉細胞的基因定序於二〇一三年發表。在負責控管海拉細胞運用的倫理委員會裡，海莉耶塔的家人獲得了兩個席位。

海莉耶塔．拉克斯埋骨於維吉尼亞州哈利法克斯（Halifax）的黑人墓園。自從海莉耶塔最初的黑奴祖先來到此地，她所有的親族就都歸葬於此。她墳墓確切在哪，無人知曉。美國國會於一九九六年表彰了這位身不由己的女英雄；一間醫學院邀集了她所有的親族，對她致上生前未竟的敬意。二〇一〇年，最早一批研究海拉細胞的醫生裡，有一位捐贈了一塊墓碑，上頭寫著：「紀念一位奇女子，一位潤澤了眾多生命的妻子與母親。海莉耶塔・拉克斯永眠於此。其永生細胞將繼續造福人類，以迄永恆。」

記者芮貝卡・史克魯特（Rebecca Skloot）為海莉耶塔寫了一部傳記，並創建了一個基金會，基金會旨在幫助海莉耶塔的後代；至今，他們依然貧苦，更沒有不死之身。

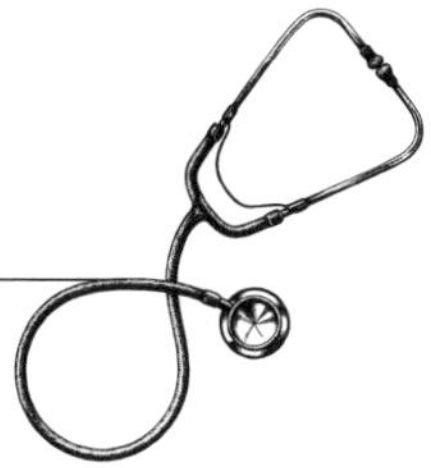

海馬迴冒險家

海馬是一種海龍魚科（Syngnathidae）的魚類。大家都知道，海馬是唯一由雄性懷孕、分娩的物種[43]。牠的外形就像匹小小的馬，讓解剖學家因此有了靈感，以海馬命名腦部的一個特殊結構。漫長的一段歲月裡，腦部的海馬與海洋的海馬一樣謎奧難解。腦部的海馬——海馬迴，先被認為是靈魂的居所，之後又引爆了達爾文學說的擁護者與反對者間激烈的論戰。反對達爾文學說的人一心想在海馬迴裡找到人類與其他靈長類的差別。

我們如今對海馬迴的了解，來自兩個男人的腦，他們都歷經了光怪陸離的醫療遭遇。

HM

有些病人啊，他們對醫學的貢獻巨大到，他們要嘛能被視作偶像，要嘛能被看成白老鼠。HM兩個都是：他先當了白老鼠，之後又登壇成聖。成年後的一輩子裡，HM就只以這兩個姓名起首字母行於世，這倒有點像是醫生們出於羞恥、或是出於尊重，盼望將他們觀察與理論的載體，與那個讓這些觀察與理論成為可能的人區分開來。ＨＭ直到死後，才重新變回身分證上的那個人：亨利・古斯塔夫・莫萊森（Henry Gustav Molaison）。他的生平很單純，以一場邂逅為重心：一九五三年，ＨＭ二十七歲，遇見了一名魯莽的外科醫師。還嫌輕描淡寫呢，魯莽這個詞。

ＨＭ遭受的手術致殘，在現代外科史、尤其是神經外科（neurochirurgie）史上獨一無二。我們要怎麼看待為ＨＭ動手術的外科醫師？野蠻嗜血者？毫無廉恥之心的實驗者？創新者？還是神經外科的奇愛博士（docteur Folamour）[44]？上述這些大概各自都說對了一點。然而，倒不該責備他責備得太過，因為他遵守了那個時代的規範，以

---

43 確切說來是這樣：雌海馬將卵產在雄海馬的育兒囊裡。雄海馬孵育這些卵一個月，然後在卵孵化時將小海馬釋放出來。

44 《奇愛博士》（*Docteur Folamour ou : comment j'ai appris à ne plus m'en faire et à aimer la bombe*，英文原文為 *Dr. Strangelove or: How I Learned to Stop Worrying and Love the Bomb*）為一齣一九六四年出品的政治諷刺黑色喜劇，其中的同名角色奇愛博士是美國總統的科學顧問，一位曾經身為納粹、至今仍持續懷念納粹的怪誕科學家。

及當時身為新興技術的神經外科的規範。

一九五三年，威廉．史可維爾（William Scoville）醫師問診ＨＭ，意在治療他頻發的癲癇。無論施以巴比妥類藥物（barbituriques）還是其他治療，ＨＭ的癲癇都藥石罔效。當時，史可維爾醫師因為腦動脈瘤夾閉技術精湛、在癲癇方面也頗有小成而名聞遐邇。他也曾為了治療妄想症患者，移除他們的顳葉（lobe temporal）。在那個時代，實施腦葉切除術（lobotomie）的醫生在神經精神病學體系裡聚斂了最輝煌的榮光，史可維爾醫師做的一切也就算不上什麼大罪了。

九歲的一場腳踏車意外後，ＨＭ就深為癲癇反覆發作所苦，沒有治療能降低他癲癇發作的頻率。他獲得了技工文憑並以此為業，但反覆發作的癲癇提升了職場意外的風險。外科手術是他最後的希望。史可維爾醫師認為，ＨＭ這種特別的癲癇，主要病灶就在海馬迴以及顳葉。當時，人們已經知曉，顳葉是許多種癲癇的病灶所在，但對海馬迴扮演的角色就只是懷疑而已。

史可維爾醫師取得了ＨＭ及其家屬的同意，移除ＨＭ的顳葉，若有必要也將移除其海馬迴。這樣的摘除術（ablation）有沒有必要，全憑外科醫師評估，這就讓病人及家屬的手術同意失去了部分意義。病人與家屬又怎麼能理解連醫學自己都沒法透澈理解的事物呢？這就是為什麼，「對病人充分告知醫療資訊」（information éclairée au patient）這個概念是、且永遠都會是相對的。經驗豐富的外科醫師代替了病人的自由意志做出決策。

HM於是坐上了手術椅，接受了麻醉，保留了一些意識。史可維爾將手術工具伸入HM顱中：一把電燒刀、一具腦組織抽吸裝置。就這樣，在手術室悄無聲息的氣氛中，史可維爾醫師平靜、堅定地，摘除了整個海馬迴，以及雙側的顳中葉。他來了場大掃除，病人兩耳之間清潔溜溜。

史可維爾醫師是對的，癲癇的病灶應該就在顳葉與海馬迴裡沒錯，因為手術後，HM的癲癇就不再發作了。這就是所謂的手術成功，完全由外科醫師滿不滿意來決定。外科醫師以技術完成了約定，手術後病人也還活著。痛苦、感染與其他種種術後症狀則概屬另外一些範疇，歸咎於病人的病情起伏、醫院環境的變化與氣候的無常。至於較長期的後遺症，那就是病人心不在焉或者思慮不周，魯莽同意了手術，自己要付的代價。

ＨＭ付出了慘重的代價。一個又一個觀察家以不同的情緒、不同的用字遣詞，描摹了ＨＭ的種種症狀：未知、無法想像、荒謬、有趣、戲劇性、令人困惑、粗魯、挑釁、無意識、奇特、歷歷如繪或者光怪陸離的。ＨＭ表現出的種種記憶障礙與當時已知的記憶障礙迥然不同。

當時的神經科學家（neuroscientifique）認為，記憶的儲存是由一個滿布全腦的廣泛網絡負責的。醫生不能辨認、亦無法描述ＨＭ的記憶障礙，因為辨認、描述ＨＭ記憶障礙所需的臨床知識基礎，唯有分析ＨＭ這個案例才能獲得。簡言之，ＨＭ罹患的是ＨＭ的症狀。

ＨＭ猝不及防就失去了存入新記憶的能力。他仍保有智識能力，對二十七歲以前學過的、經歷過的，都記得非常清楚。好比說，他清晰記得一九二九年，他還是小小孩時爆發的經濟大蕭條；第二次世界大戰他也如數家珍。他記得，他與家人一起在故鄉哈特福市（ville d'Hartford）周遭的樹林裡散步。他知曉，他媽媽祖上來自愛爾蘭，爸爸則來自路易斯安那（Louisiane）。然而，他再也沒有存入任何一樁新記憶。他的身分認同就此定格在二十七歲那一年。

他繼續做以前就學會做的某些任務，比如說日常灑掃、社區購物或是蒔花藝草。至於其他任務，他以前儘管常常在做，如今卻總感覺是第一次做；因為這些任務輕而易舉就完成了，他對自己進步神速頗感驚詫。一九五三年以後，無論他試著學什麼，全都如流水逝去，記都記不住。

他可以在二十幾秒之內勉強記住一串字詞或是一個想法，接著，一切便迅速煙消雲散。頻繁相遇的人、經常在吃的菜、每日播放的節目、講了一百遍的笑話，凡此種種對他而言都是新鮮事，讓他集中心神去注意。正像是某種永恆的童年，一種時時刻刻都全力活在當下的方式，一個記憶的達那伊得斯之桶（tonneau des Danaïdes）[45]。

45 譯注：達那伊得斯指的是希臘神話中，阿爾戈斯（Argos）之王達那俄斯（Danaos）的五十個女兒。除了大女兒許珀耳涅斯特拉（Hypermnestre），其餘四十九個女兒皆於新婚之夜遵父命殺夫，因而墮入冥界，接受往無底桶永無止盡裝水之刑。達那伊得斯之桶（tonneau des Danaïdes）成了俗語，用來形容一件任務荒唐無稽、沒完沒了、無法達成。

面對生命中的發現與驚奇，他總是如此讚嘆，是不是因為這樣，ＨＭ才那麼討人喜歡？可能噢，因為終其餘生，ＨＭ總是和藹又友善，對一個個神經科學家向他提的、對他做的千千種問題與實驗有求必應。他沒有失去智識能力，與他交流因此更是愉快。不過，對自己是不是餓了、睏了、甚至痛了，他有點遲鈍。完美的一個人。

起初，沒有誰願意相信，造成ＨＭ的記憶障礙唯一的原因是那次外科手術，因為，外科醫師看似大手筆，其實卻只摘除了ＨＭ腦部的一小部分而已！與腦的體積相比，ＨＭ接受的手術其實算不上什麼暴行。解開ＨＭ記憶之謎的，是加拿大神經科學家布蘭達．米爾納（Brenda Milner）。亨利．莫萊森讓她能揭開涉及記憶之腦部網絡的面紗，了解到海馬迴對新記憶的形成不可或缺。她花了超過三十年來與ＨＭ交談、對之施測，而ＨＭ每次看到她，都宛如此前與她素昧平生似的，對她說妳好。

拜ＨＭ案例之賜，不同種類的記憶得以獲得辨認。程序記憶（mémoire procédurale）——亦稱為運動記憶（mémoire motrice）、非陳述記憶（mémoire non déclarative）、內隱記憶（mémoire implicite）、無意識記憶（mémoire inconsciente）——

讓人獲得各種運動的自動性，例如學騎腳踏車或學做草莓派；這種記憶深刻仰賴小腦，可以長期保持（之後會有這種記憶更詳細的描述）。情節記憶（mémoire épisodique，亦譯事件記憶）——亦稱為陳述記憶（mémoire déclarative）、外顯記憶（mémoire explicite）——乃是對於往昔經驗、臉孔、想法與概念[46]的記憶；這種記憶能夠有意識地提取。HM失去的，就是情節記憶。布蘭達．米爾納揭示了，就算罹患了全面失憶症，短期記憶仍有可能保存。

HM饒有興味地參與所有測驗。他渾然不覺自己對科學多麼重要；有時，眼看自己激起了這麼多的關注，他會顯得困窘。當他說，他記得自己有記憶障礙，實驗人員都笑開懷，笑中不帶一絲譏諷。有時候，大家以為奇蹟發生了，因為他連續好幾天記得甘迺迪遭到刺殺。他也記得自己雙親的過世，這讓人能了解，當情緒波瀾強烈，海馬迴以外的腦區也能夠用來儲存記憶。

46 想法與概念的情節記憶稱為語意記憶（mémoire sémantique）。

雙親辭世以後，ＨＭ住進了醫療機構。他的失憶症始終沒有好轉。與所有生命旅程行將告終的人一樣，他也失去了一些手術前的記憶。他以八十二歲遐齡與世長辭；死前，他將他珍貴的腦部遺贈給了科學。他的腦接受了斷層掃描、磁振造影，又切成幾千片薄片，切片與影像時至今日仍在全世界的實驗室裡流轉，還將帶來一樣樣新發現。二〇一四年時，人們才終於了解，ＨＭ之所以殘存感覺記憶（mémoire perceptive）[47]的能力，是因為他顳葉後側沒有遭到破壞。

布蘭達・米爾納集所有可能的榮譽於一身，是全世界最知名的神經心理學家，獲得了「記憶女士」(Dame de la mémoire）的外號。她比誰都曉得，這一切都要歸功於亨利・古斯塔夫・莫萊森先生，這個討人喜愛的男人，這個成為了認知科學、神經科學偶像的，記憶之零號病人。

KC

亨利．莫萊森發生腳踏車意外的四十六年後，一場機車意外忽焉而至。這場機車事故將襄助我們完善海馬迴的知識。戰爭教了我們體表手術與截肢。汽車呢，創下了橫死、慘死的絕對紀錄，教了我們酒精之惡、多發創傷學（polytraumatologie）以及矯形外科（chirurgie orthopédique）。而談到是誰推進了記憶相關的知識，那無庸置疑就是二輪交通工具。

上工，睡覺覺，睡覺覺，上工，肯特．科克倫（Kent Cochrane）對這條通往工廠的路熟得不得了。他小時候就是在加拿大多倫多的這片郊區度過的。例行公事比冒險還帶來更多的悲劇。一九八一年十月，肯特剛滿三十歲，摩托車就失控了。沒人曉得

47 感覺記憶乃是一種攸關五感的自動記憶。

他為什麼摔到路下面。就只這麼一摔，肯特的日常生活、機車，還有頭顱，全都碎光光。一場偉大冒險於焉展開，變幻難測又引人哀嘆。他也一樣，將以其姓名起首字母成為永恆。ＫＣ的厄運將讓他成為神經生理學的第二位英雄，記憶的第二頭白老鼠。

他被送到醫院時已半昏迷，不時發作著癲癇，這可能是硬膜下血腫（hématome sous-dural）所致。他接受了一場緊急手術來清除血腫，術後他醒了過來，與醫療團隊交談，並認出了紛紛來探病的親友。他半個身軀有部分癱瘓，右眼有視力障礙，且難以集中心神、進行思考。

他進行了幾週艱辛的復健。接著，斷層掃描揭露了，傷害比預期的還要嚴重。他有雙側額葉慢性血腫，腦室（ventricules）與腦溝（sillons cérébraux）擴張，左側枕葉（lobe occipital）梗塞，顳中葉受損，海馬迴更幾乎消失無蹤。他表現出非常奇特的記憶障礙，部分與ＨＭ相似，部分則有別。他也將激起神經生理學家的熱情，讓我們對記憶機制的整體掌握、尤其是對海馬迴如何運作的理解，取得嶄新而飛速的進步。

ＫＣ忘了所有生命大事：兄弟之死、那場機車事故，還有更之前的另一場意外，他都不復記憶。總的來說，他不記得自己個人涉入的事件。自己白天做過什麼，他全忘了。他沒辦法想像未來，亦無能力打造日後的個人計畫。把時間切分成分鐘、小時、日、月、年，他毫無困難做得到。閱讀日曆對他來說是件易事，但日曆的用處在他眼裡，就只有掛在牆上當裝飾。相對地，大部分他學會的知識，不帶情感學習來的知識，他並沒有忘記。好比說，他對數學、歷史、科學等領域事實資訊的記憶就並未遭到損害。

ＫＣ的案例證明了，記憶不是只有一種，記憶表現得就像是存在著事實的記憶與行為的記憶、個人的記憶與非個人的記憶。神經心理學家安道爾・涂爾文（Endel Tulving）應邀來到ＫＣ的病床邊，他補全了布蘭達・米爾納對ＨＭ的觀察，將這種不同記憶的分立更精確表述出來。一方面，涂爾文確認了情節記憶——由我們個人生活的一段段情節組成——的性質：情節帶有愈強烈的情緒，情節記憶就愈深刻。另一方面，涂爾文定義了語意記憶，也就是學習的記憶：它參與了我們知識的獲得、文化的形成。涂爾文下了結論：這兩種不同類型的記憶對我們意識與人格的形成都不可或缺。

在情節記憶這一塊，無論是牽涉過去事件的逆行性記憶（mémoire rétrograde），還是順行性記憶（mémoire antérograde），亦即獲得個人新記憶的能力，KC都失去了。KC逐漸遺忘了他一日日發生過的事。相對地，他並沒有失去語意記憶，他仍有能力獲取新知識。網際網路與愛滋病的出現晚於他的機車意外，他卻都能以之為題，侃侃而談。

KC的人格也改變了。車禍前，他外向奔放；事故後，他變得矜持消極。最玄的是，他知道自己換上了這個新人格，自述是個矜持的人，但同時也知道以前的自己外向奔放。他忘了自己還是外向奔放時所發生的大小事，他的新人格是儲存在他語意記憶裡的一件事實。由此看來，人格特質的衡量與記憶是語意記憶的範疇。

KC的案例證明了，情節記憶與語意記憶位於不同的腦部區域。情節記憶主要位於海馬迴，部分位於顳中葉。語意記憶呢，分布得則廣泛得多，位於顳葉以及頂葉（lobe pariétal）。另外，當腦部區域為兩種記憶所使用，情節記憶與語意記憶的儲存模式也各自不同。

拜ＫＣ之賜，我們也了解了記憶的促發（amorçage，亦稱啟動）過程。熟悉的線索（引信）若先出現，就能更輕鬆地喚起記憶。把線索與知識繫連在一起，是精進知識學習的一種方式。ＫＣ並未失去藉由促發來學習的能力，但ＫＣ的引信不能是情感性質的。ＫＣ證明了，情節記憶的嚴重失憶並不妨礙獲取新知識。ＫＣ遺忘了教學現場的氛圍，但他記得教學的內容。當一切干擾都降到最低、所有對昔日學習的指涉都得到避免，ＫＣ就會有較佳的學習成效。

雖說ＫＣ的語意記憶得以保全，他卻仍然難以理解他學的東西哪裡實用，也難以把所學與其他資訊印證交織。ＫＣ讓我們了解到，一項知識可以在沒有記憶相繫的情況下形成。他的案例也為未來記憶的概念——這種記憶幫助我們根據過去經驗進行決策——奠定根基。

ＫＣ讓數百篇探討記憶棲居之所的學術新發表得以問世，也催生了記憶與意識機制的二十餘項重大發現。六十二歲時，他不幸中風，逝世於養老院。他的家屬拒絕這顆珍貴的大腦接受解剖，否則也許還會誕生更多攸關記憶的新發現。

*

亨利・莫萊森的腳踏車與肯特・科克倫的摩托車給了我們兩名溫順的病人；沒有他們兩位，記憶恐怕會一直虛幻無形。有些人排斥這兩位病人以及他們的醫生，因為他們讓靈魂不再神聖；另有些人永遠敬重他們，因為他們殷勤熱心，用自己的不幸服務了科學。

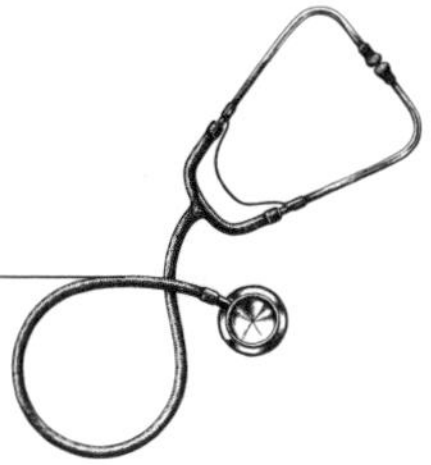

美奇女士

一九〇〇年，A、B與O三種血型問世，讓昔日輸血引發的無數意外幸得避免。隨後，各種抗凝血劑（anticoagulant）的發現讓血液得以保存，造福了第一次世界大戰的傷者。隨著一九五〇年代第一批血袋誕生，以及血液各成分的分離，輸血的醫療用途擴大了。各機構於是發布消息，鼓勵捐血……

一九五三年三月，時年二十五歲的美奇女士（madame McKey）決定進行她生平第一次捐血。血型分析顯示，她的血液混有A型與O型。這種結果迄至當時只出現在本身是A型、近來又接受過O型輸血的對象身上。可是，美奇女士從來沒接受過輸血呀。實驗室人員於是被要求查驗，她的血液樣本是否不慎混到了其他樣本。並沒有。她又抽了一管血檢驗，這次驗血結果確認了，美奇女士血管裡流淌的血，由大約百分之六十五的O型血與百分之三十五的A型血混合而成。

此前，人類身上從沒有觀察到這種血型混融過。倒是一些獸醫曾經描述，在幾對異卵雙胞胎小牛的身上，就有這種「混血」現象。妊娠期間，兩頭小牛血管相連，讓一方的造血細胞得以進駐另一方體內，兩頭小牛於是終其一生都可以製造與自己基因不一致的紅血球。一九一六年，性別相異的孿生小牛之間某種特殊現象獲得了描述，稱作「雌性雄相體症」(maladie de free-martin)。雄性荷爾蒙經由血液進入了雌性胚胎，致使後者儘管有兩條X染色體，還是變得雄性化。

美奇女士確實有一位三個月大就死於肺炎的孿生兄弟。大家於是就想，她這個情況就類似孿生小牛吧，雖說人類雙胞胎身上還從來沒觀察到過這種現象。研究人員於是對美奇女士的家族展開遺傳學研究，所有研究都指向同一結論：她的血型混融恐怕不是因為她孿生兄弟的血液摻和了進來。為了力求謹慎，研究人員甚至研究了超過一百對雙胞胎，沒有一對有這種血型混融的現象。此外，美奇女士顯然也並非「雌性雄相體」，她女人味十足，結了婚，生了一個小孩：一個女兒。順此一提，稍後為美奇女士的懸疑提供解謎之鑰的，正是她的這個女兒……

當時，研究者疑心一事已有幾年之久：胎兒的細胞是不是能夠經由臍帶與胎盤，傳播到母親的血液中？這項假說此前並無法證實。美奇女士的身體顯然是由遺傳來源互異的細胞所組成的。就好像那頭傳說中半羊半獅的動物奇美拉（Chimère），美奇女士就是一個嵌合體（chimère）。當然啦，這種嵌合現象（chimérisme）[48]僅止於細胞層次，美奇女士外表完全是個健健康康的正常女人。

細胞的微嵌合體（microchimérisme）現象今日已廣為人知，所有生過小孩或流過產的女性都有此現象。美奇女士是第一個體內的「胎源微嵌合」（micro- chimérisme fœto-maternel）現象獲得清晰揭露的女性。另外還有一種反方向的細胞轉移，叫作「母源微嵌合」（microchimérisme materno-fœtal）[49]，遠不如胎源微嵌合重要。

這些遷徙到母體裡的胎兒細胞讓我們得以理解妊娠以及母子關係的好幾個關鍵面向。此前，我們一直認為母子關係完全是合作關係，因為任一方的存續與福祉都符合另一方的利益。妊娠圓滿結束對雙方都有利：因為對母親而言，妊娠消耗能量甚鉅；而胚胎呢，要滿足的自然是己身的生命需求。

從演化論的邏輯來看，雙方的利益其實不完全一致。對母親來說，肚子裡的小孩只帶有她一半的基因，而她必須為之後的妊娠保持健康、留存資源，這些未來的妊娠要耗費相同的成本，也擁有相同的遺傳潛力。胚胎呢，他帶有自己完整的基因，留存母體資源給未來的妊娠絲毫不符合胚胎的利益。同時，胚胎還帶有父親的基因，這些父源基因為了爭搶資源使用，可能與母源基因展開衝突[50]。針對資源分配開展的這種

48 譯注：字源來自神話動物奇美拉（Chimère）。

49 譯注：「胎源微嵌合」乃是胎兒細胞移轉到母體內，「母源微嵌合」則方向相反，是母體細胞移轉到胎兒內。

50 如今，透過基因銘記（empreinte génétique，亦稱基因印記、基因銘印、基因印痕）的現象，這種遺傳競爭現象已獲得詳細觀察。一個父源基因或者母源基因可以將對方基因甲基化（méthyler），以限制其在後代表現型（phénotype）的表現（expression）。大多時候，小孩的表現型是健康的，因為這符合父母雙方的利益。極少數的情況下，這樣的演化衝突會導致無可預料的錯誤，引致某些罕見疾病。母源銘記過強可能引致羅素—西弗氏症候群（syndrome de Silver-Russell，胎兒發育嚴重遲緩）或是普拉德—威利氏症候群（syndrome de Prader-Willi，俗稱「小胖威利」，嬰兒期嗜睡、肌肉鬆弛且張力不足、厭食，嬰兒期結束後出現強迫性暴食、肥胖、憂鬱性精神疾患）。至於父源銘記過強則可能造成貝克威斯—威德曼氏症候群（syndrome de Beckwith-Wiedemann，胎兒及臟器肥大，易發生腫瘤）或是安琪曼氏症候群（syndrome d'Angelman，俗稱快樂木偶症候群，嬰兒過動、不易滿足、頻繁吃奶）。值得注意的是，這些症候群在體外人工受精（fécondation *in vitro*，FIV）的情況中較易發生。看起來，銘記也在較常見的臨床狀況——好比進食行為障礙或肥胖——之中扮演了角色。另外，銘記也可能促成社會認知障礙（troubles de la cognition sociale），例如自閉症與思覺失調症。母源銘記導致的比較是社會認知低落（自閉症），父源銘記則較會導致社會認知表達過於劇烈（思覺失調症）。

衝突，可能導致妊娠期間兩種還算常見的病症：妊娠糖尿病（diabète gestationnel）[51]與妊娠毒血症（prééclampsie，亦稱子癲前症）[52]。

遷徙到母親體內的胎兒細胞在上述衝突裡舉足輕重。這些細胞在妊娠期間影響胎盤，促進胎盤素（hormones placentaires）分泌。分娩以後，這些細胞也持續作用，改善泌乳，造福嬰兒。這些胎兒細胞會刺激甲狀腺激素（hormones thyroïdiennes）的生產，這類激素會增加母體生產的熱，一樣是造福了嬰兒。這些細胞也會影響神經傳導，提高分泌一種促進依戀的荷爾蒙——催產素（ocytocine），以及一種促進泌乳的荷爾蒙——泌乳素（prolactine）。胎源微嵌合的胎兒細胞是為了增進嬰兒與孩童福祉而引入母體的斥候騎兵，要說是間諜也可以。

這個在美奇女士身上首次發現的胎源微嵌合，對母親的健康來說大多不好也不壞，但也有可能使母親受益或受害。母親懷有的胎兒幹細胞能促進母親自己細胞的再生，在皮膚方面尤其如此。母親傷口癒合得較好，皮膚老化得較慢。反過來說，胎源微嵌合也可能帶來危害，促進某些類型的乳癌、子宮頸癌、甲狀腺癌。胎源微嵌合也在好幾種自體免疫疾病裡扮演了角色。胎兒細胞最常出現在母親的乳房、甲狀腺、皮膚與腦這些對嬰兒福祉不可或缺的器官，也頻繁現身於受自體免疫疾病影響的器官。

我們可以想像，未來的醫學將精進目前仍處於實驗階段的多功能幹細胞（cellules-souches pluripotentes）治療。如此一來，藉由直接使用女性自己身上就已帶有、因此耐受性良好的微嵌合體，我們就確實能避免異種細胞導致排斥反應的不測。

讓我們感恩美奇女士，她身屬第一批受捐血宣傳感召的女性，給了我們機會了解妊娠衝突以及胎源微嵌合這些扣人心弦的現象。

51 妊娠糖尿病的情況是：胎兒強迫母親生產比她自己實際需要的還多的糖分。母親則生產更多的胰島素以應對。但胎兒此時就會強迫母親產生胰島素阻抗（insulinorésistance，人體對胰島素反應降低的現象），讓惡性循環變本加厲。此一演化現象以「軍備競賽」的說法廣為人知。

52 妊娠毒血症與妊娠糖尿病原理相同，不過妊娠毒血症母子衝突的兵家必爭之地是血壓，藉此改善胎兒的循環。但其實，這項病症說來遠為複雜，它還牽涉到免疫過程，因為它只會發生在一對伴侶生育第一個小孩之際，而從來不會發生在第二個以後的孩子的妊娠。

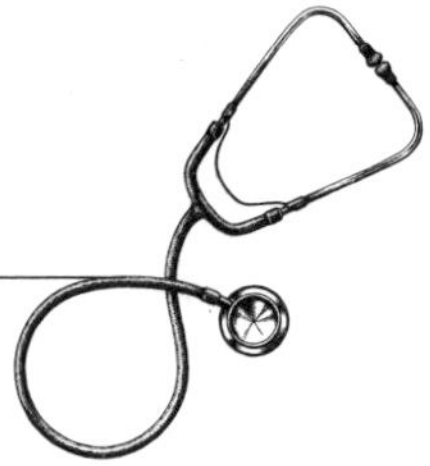

無玷始胎

童貞受孕（conception virginale）這個主題，各個神話普遍都有。希臘神話中，宙斯以「一陣玄妙之風」，讓女祭司伊奧（Io）受了孕。在埃及，艾薩塔（Aïssata，希臘稱為伊西斯〔Isis〕）童貞受孕，生下了既是神祇、亦是君王的荷魯（Horo，即荷魯斯〔Horus〕）。基督教神話裡，瑪利亞聖神降孕[53]，生下耶穌。在東方，查拉圖斯特拉（Zarathoustra）[54]的母親攝取了一種乳，因而懷孕。凱爾特神話則記述了居民全為女性的土地。這些傳奇處女之中，據說有幾位甚至在分娩後恢復了童貞；這稱作童貞生育（naissance virginale）。

以科學角度觀之，生物世界的生殖方式有兩大類：無性生殖與有性生殖。無性生殖的物種，好比細菌，以單純的細胞分裂繁衍出新生命。有性生殖的物種呢，則需要兩個不同配子（gamète）彼此結合才能繁衍——至少，在發現孤雌生殖（parthénogenèse[55]，亦稱單性生殖），也就是不需雄性的生殖以前，我們是這麼以為的。一七四〇年，瑞士自然學家夏勒·波內（Charles Bonnet）在全無雄性蚜蟲參與下，成功繁殖了十一個世代的蚜蟲。

自波內的蚜蟲以降，許多有性生殖的動、植物物種都發現了有孤雌生殖的現象。這樣的成孕機制並非恆定不變，有各種不同表現。在蜜蜂身上，孤雌生殖用來生育雄蜂，受精（fécondation）則用來生育雌蜂。在其他一些物種身上，孤雌生殖則只生育出雌性；還有另一些物種，牠們的孤雌生殖生育出雌雄兩性。孤雌生殖還有一些周期性的型態：受精生殖的世代與孤雌生殖的世代輪流出現。蚜蟲有兩種雌性個體：孤雌生殖的雌蚜蟲全年生育出同樣孤雌生殖的雌蚜蟲；夏末時節，孤雌生殖的雌蚜蟲則生育出兩種性別的蚜蟲，這些有雌有雄的後代再進行受精生殖繁衍下一代。在許多昆蟲以及蜱蟎亞綱（acarien）的物種身上，觀察得到偶發或隨機的孤雌生殖。好幾種脊椎動物也有孤雌生殖現象，尤其是爬蟲類（巨蜥、蜥蜴）、鳥類（火雞）以及魚類。已知

53 譯注：基督新教稱「聖靈感孕」。
54 譯注：即瑣羅亞斯德，祆教（瑣羅亞斯德教）創教者。
55 這個字源於希臘文*parthenos*，*parthenos*的意思是「童貞女」。

完全透過孤雌生殖繁衍後代的物種只有一個：鞭尾蜥（Cnemidophorus），牠們的雄性個體最終完全消失了。

說到生殖，大自然的創造力真是沒有極限。疑問就回到了哺乳類、特別當然是智人的身上。科學是否能將神話裡的那些童貞女含括進偶發孤雌生殖的範疇裡？

研究者已經試過在幾種哺乳類身上進行困難重重的孤雌生殖實驗。一九三九年，格列高里．平克斯（Gregory Pincus）——就是之後發明了口服避孕藥的那位先生——在失敗了兩百次後，終於成功繁殖出一隻孤雌生殖的兔子。可是，他這項實驗因為難以再現而遭到質疑。不過，這已足以讓人們開始預想人類孤雌生殖的可能性。一九五〇年代，各個實驗室頻頻以此名目獲取研究資金，他們可能偷偷期待那些宗教基金會會對這個主題感興趣吧。

偉大的尚．侯思坦（Jean Rostand）[56]則預想孤雌生殖會是丈夫罹患男性不育症時的可能療法，他認為孤雌生殖較匿名捐精為優。一九五六年，英國醫學會（British Medical Association）證實了十九例童貞母親經由孤雌生殖誕下了小孩，還在威望赫赫的醫學期刊《刺胳針》（*Lancet*）上發表了一篇文章——這篇文章隨後就因為偏差過多而備受非難，並遭到取消發表。然而，這項主題正當紅，一群卓越非凡的科學家利用八卦傳媒發起了一項研究，對自稱透過童貞受孕生了小孩的母親提供一系列的檢測。謊言最早遭到拆穿的，是那些帶著男孩現身的母親。確實如此，既然Y染色體只有雄性才有，哺乳類的孤雌生殖只有可能生出雌性。基督無論怎麼樣都不會是孤雌生殖的結晶，除非他在自己的性別上撒了謊。

接著又有一群白賊媽媽慘遭淘汰，她們帶來的女兒顯然就不是自身母親的複製人。剩下的十幾對母女通過篩選，參與了研究。遺傳學當時還草創未精，檢驗是否為孤雌生殖，靠的是純屬遺傳的特徵、影像對比、皮膚移植（旨在驗證免疫相容性）、血型與其他各種生物標記（marqueur biologique）的對比。經過嚴格檢覈後，結果出爐：

56 譯注：一八九四—一九七七，法國生物學家、科學史家、作家、法蘭西學術院院士。

只有一例可能是孤雌生殖。

這位以其姓名起首字母E. J.為人所知的母親，於是正式成為第一個透過孤雌生殖繁衍後代的女性，她以孤雌生殖誕下的女兒則以其姓名起首字母M. J.聞名世間。發表了這些結果的偉大科學期刊倒是不無審慎地說了：「所有血清及各項專門檢驗的數據都與孤雌生殖可能得出的數據一致。我們不只應當認真對待母親的自述，更必須同意：我們無法證實她說謊。」

所有國際媒體都詳加報導了這件事，宣布道：M. J.正是科學認證的第一個誕生於孤雌生殖的人類。既然瑪利亞—耶穌母子以科學的角度來看不可能是孤雌生殖，E. J.就成為了童貞受孕無可爭議的零號病人。M. J.與她母親在一段短暫時光裡全球知名。

非常短暫。

孤雌生殖啊，沒人認真當一回事，完全沒有醫學前景可言。再說，複製（clonage）與輔助生殖已經占據了醫學界的關注，很快就成為了獲取補助的新手段。

再也沒有醫生對M. J.與她母親的醫學前途感興趣，也沒有任何一位醫生冒險表示

M. J.與其母孤雌生殖一事恐怕是場騙局。要避免丟人現眼，遺忘是最棒的手段。遺傳學當時突飛猛進，原本應該能輕鬆揭穿E. J.有問題，但既然幫E. J.的自述掛保證的正是科學社群，指控她胡扯就恐怕不太合適了。為了個人職涯著想而利用了M. J.的科學家，日後同樣也為了職涯著想，寧願忘了她。

有些人卻堅信M. J.可能是大自然舉世罕有的一樁玄奇。這些人是有所本的：我們人類這個物種確實存在一種粗具雛形的孤雌生殖。沒錯，卵巢皮樣囊腫（kystes dermoïdes de l'ovaire，亦稱畸胎瘤）就是從卵母細胞（ovocyte）發育來的，尺寸可以長到相當可觀。這種卵巢囊腫裡面可能有皮膚、毛髮等略具雛形的組織[57]。捍衛M. J.孤

57 葡萄胎（môles hydatiformes）是一種罕見的妊娠疾病，這種病在很長一段時光裡都被認為是一種粗具雛形的孤雌生殖。事實上，該病要嘛是因為兩隻精蟲同時進入卵子，要嘛是因為父源基因銘記過強而消滅了母源基因組。

雌生殖為真的人，也透過刺激卵巢進行了孤雌生殖實驗[58]，但未能克竟全功。

如今我們知曉，因為以「親本銘記」(empreinte parentale)[59]為名的現象存在，哺乳類是不可能進行孤雌生殖的。雖說如此，千分之五的美國女性仍自稱在完全沒接觸精液的情況下發生了童貞受孕。無庸置疑，我們這個物種難以治理自己的性。但這也並不妨礙人們繼續實驗複製與幹細胞生產的各項計畫，尤以日本與中國為最，這兩個國家的生命倫理法規不如法國嚴格。

一八五四年十二月八日，教宗庇護九世（Pie IX，亦稱碧岳九世）確認了耶穌為童貞受孕所生，亦宣告[60]瑪利亞未受原罪污染。教宗肯認了這兩件事的例外性質，表現出欲讓此二事成為教理的意志。

E. J.確實是孤雌生殖的零號病人。如果一號病人永不出現，就輪到科學界必須決定把E. J.與M. J.錄入教理的範疇，一如教宗清醒明晰之所為。

58 在沒有精蟲的情況下，我們可以用化學和電子手段在細胞分裂（減數分裂）時，阻止含有二十三條染色體（二十三對染色體每一對的其中一條）的極體（globule polaire）排出。如此一來，四十六條染色體就不會是與父源染色體進行重組的結果，而是雙倍的母源染色體。

59 親本銘記來自染色質（chromatine）的表觀遺傳行為以及基因的甲基化。一方面，卵細胞與精蟲的染色質並不一樣；另方面，父母雙方都會在每對染色體的基因上銘印其甲基化標記。少了父源基因銘記會導致嚴重的表觀遺傳異常，從而讓胚胎遭到殲滅，永遠無法超過胚囊（blastocyste，亦稱囊胚）的階段。（譯注：即前注之「基因銘記」。）

60 譯注：即「聖母始胎無染原罪」。庇護九世，《莫可名言之天主》通諭：「榮福童貞瑪利亞，曾因全能天主的聖寵和特恩，看在人類的救主耶穌基督的功績分上，在其受孕之始就被保護，未受原罪的任何污染。」

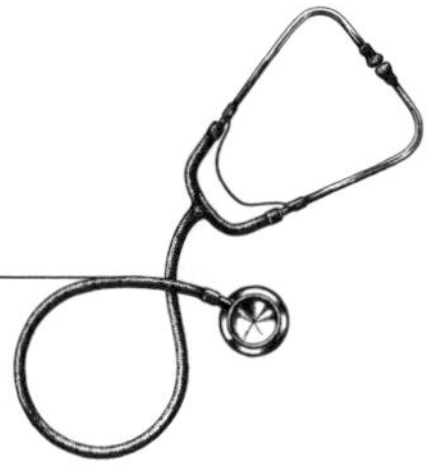

噁心想吐

一九五六年，在西德的施托爾貝格（Stolberg），葛雷格（Gregor）呱呱墜地。他降生於耶誕節那一天，殘酷的命運卻沒有因此饒過他。葛雷格罹患了一種極其罕見的先天畸形：他沒有雙耳。殘酷之外，更諷刺的是：他父親工作的企業對改善人類命運貢獻卓著。那戰後的年月，在一個備受羞辱、失去了一切主動權的德國，格蘭泰（Grünenthal）藥業這間家族企業可謂眾口交譽，因為盟軍特許工業化生產青黴素的，就是格蘭泰公司。昔日醫學的黑暗年代裡，人們面對感染，無能為力，青黴素正是將這種不見天日的晦暗一掃而空的奇蹟之藥。

這個一九五六年的耶誕節，格蘭泰藥業的員工眼看他們公司的未來錦上更添花，人人樂觀極了。兩年以前，格蘭泰藥業自瑞士汽巴（Ciba）公司賤價購得一種分子，這種分子經過動物試驗後被認為價值低微。青黴素當時已出現好一些競爭者，創新成為了當務之急。格蘭泰藥業的高層不屈不撓研究這個買來的新分子，想知道它是不是可以抗流感、抗感染或抗癲癇——每一個的市場都前景遠大。

試驗結果沒什麼說服力，格蘭泰藥業卻仍試著將之上市，吹噓該藥對各種流感及其他種種傳染病擁有療效，其中最恬不知恥的唬爛，當屬該藥能治結核病。之後，該公司在幾項試驗裡觀察到自願受試者服用該藥後變得鎮靜、昏昏欲睡，於是就在藥品使用說明書裡增補了以下適應症：易怒、專注力不足、恐懼、焦慮、早洩、月經緊綳、更年期障礙、胃功能障礙、甲狀腺機能亢進。還是一樣恬不知恥。

一般腦把這些涉及心理、神經系統、自律神經系統（système neurovégétatif）的障礙所引起的五花八門適應症，全都光怪陸離地列進藥品使用說明書，在當時是司空見慣之舉。藥廠早已心知肚明，為這些機能性、多因素的眾多障礙評估療效難如登天。科學上的不確定乃是各種生意取之不盡、用之不竭的生財之道。前一年，法國藥廠巴黎化學發展公司（Specia）才上市了首款精神安定劑，商標名是Largactil®，適應症如下：嘔吐、哮喘、搔癢、嬰兒中毒、失眠、疼痛、經痛，甚至連分娩疼痛都可以治。這事千真萬確，絕不吹牛。在這段後抗生素的歡樂年代，製藥產業輕快瀟灑地重建了萬靈丹的神話。

幸好，α－鄰苯二甲醯亞胺基戊二醯亞胺——這是該分子的化學名稱——似乎就連大量攝取也不會產生藥物不良反應。當時，巴比妥類藥物廣泛用作鎮靜劑與安眠藥，卻有一籮筐的藥物不良反應，其中幾種在劑量過度時甚至能致人於死。格蘭泰藥業手中的這種分子因此很可以與穩踞王座的巴比妥類藥物一拚。

一九五七年十月，格蘭泰藥業為這種分子取得了藥品銷售許可，它是非處方藥，商標名是反應停（Contergan®），官方描述為睡眠誘導劑。短短一年之間，反應停在西德的每月銷量就創下十萬盒的紀錄，更出口至全球六十幾個國家。

葛雷格快兩歲了，發展遲緩，狀況非常糟糕。所有診治他的醫生都困惑不已。唯一的一種診斷顯而易見：葛雷格的病是命運的不測。這種診斷也一樣恬不知恥。

格蘭泰藥業貨出去、錢進來，日復一日發大財，他們的反應停一躍成為歐洲藥品暢銷榜季軍。反應停沒有副作用可謂奇蹟，孕婦因此也能使用此藥。這還不夠看，更讚的是，反應停能減少妊娠前三個月的孕吐。這又是一個擁有廣大藍海的適應症，畢竟妊娠牽涉了全人類的一半，這一半的人類之中又有許多人懷孕時噁心想吐。連計算機都不用就能大筆揮出一份事業營運計畫。

然而，嚴重神經炎紛紛出現，黯淡了這場華麗冒險。這些神經炎看來完全能歸咎於反應停的攝取。既令人火大、又荒唐可笑之處在於，神經系統藥物竟然會讓神經系統生病。格蘭泰藥業迅速應對，堅持他們的產品沒有問題。那些相信這些神經炎是由藥物攝取導致的神經學家被格蘭泰藥業找上了，後者用各種手段說服這些專家切莫聲張他們的懷疑。「各種手段」這門大法向來有效，還持續不斷精進中。然而，其中一位神經學家比較剛正不阿，撰寫了一篇文章，結果格蘭泰動用其他「手段」直接干預了編輯，阻止文章面世。手段的厲害之處，在於它們真是五花八門。

一九六一年，愈來愈多醫生與病人指控反應停導致神經炎，格蘭泰藥業聘請了一間私人徵信社來調查這些搗蛋鬼的品行與政治意見。然而，手段再怎麼五花八門，終有一天會因為社會的複雜性而無用武之地。這起神經炎醜聞為時甚短，也沒有引起什麼波瀾。主管機關的處分更是微不足道：此後，反應停須有醫師處方箋方得購買。這完全不影響反應停四處傳布，因為在眾多病人心中，該藥的聲譽仍毫髮無傷。醫生這邊呢，則受到狡獪的提醒：所有藥物都有機會導致這裡那裡出現神經炎。如果其他藥物都會引發神經炎，我們反應停又為什麼不可以？

葛雷格四歲了，很明顯他聽不見，因此也不會說話。更糟的是，他的健康迅速惡化。這四年對他和他雙親來說是場地獄。他父親雖然從一間蒸蒸日上、不受神經炎小事影響的公司支領著豐厚薪水，卻仍無法緩解這場苦難。他的母親呢，不幸才剛剛開始。最壞的就要到來……

兩年來，西德的婦產科觀察到罹患海豹肢症（phocomélie）的新生兒多到令人不安。海豹肢症是非常罕見的新生兒畸形，患者四肢萎縮，看起來就像手掌或腳掌直接黏在軀幹上，跟海豹一樣[61]。嚴重的甚至四肢徹底缺失。其他種種畸形也更加頻繁出現：併趾（指）畸形（syndactylie）[62]、顏面神經麻痺、心臟異常、耳聾或者沒有耳朵，就像葛雷格那樣。

當命運不測如此殘酷地窮追不捨，人們就感嘆所謂禍不單行實在千真萬確。可是，這種偶然已經在統計上變得非常啟人疑竇了，人們卻仍在診斷時對其網開一面。這是命運不測的特權。科學正恭敬奉祀於演化科學之巔的，難道不是偶然，配祀的則是必然？

不過，愈來愈多的生物學家與醫生漸漸相信，這種偶然其實並不那麼偶然，而與當下環境有關。一言以蔽之，這場先天性畸形會這樣捲土重來、大量爆發，背後一定有個原因。人們不免俗會想到是不是輻射、還是戰爭遺留的化學污染所致。德國麻疹（rubéole，亦稱風疹）的致畸作用當時已為人所知，但當時德國麻疹的病例並未增加，人們就想說可能是新病毒暗中作亂。核試驗也受到懷疑，可是西德各個鄰國都已暫緩了核試驗。X光也遭到點名，不過絕大多數生下畸形兒的母親在妊娠期間都沒有照過X光。還有人點名殺蟲劑、洗碗精或其他有毒的日用品。有的猜想更狂更荒唐：這場先天性畸形風暴肇因於佩戴磷光手表、或者電視看太久。不免俗地，遺傳也被點到名，但這些畸型兒卻沒一個有家族病史……

沒有人能去懷疑藥。自胰島素與青黴素以降，藥物就是為了我們的幸福而存在。

---

61 海豹肢症（phocomélie）這個字源於希臘文*phôkê*（海豹）與*mélos*（肢）。

62 併趾（指）畸形乃是手指或腳趾融合在一起。

再說，胎盤屏障（barrière placentaire）[63]公認有能力擋下所有化學產物。沒有、或者說幾乎沒有任何藥物的指示注明妊娠期間禁用。政府部會、更別提企業主，都對下一代漠不關心。幹嘛把眼光放這麼遠？

此外，這場悲劇規模之大、影響之廣，要很長一段時間才水落石出，因為當時沒有任何國家規定必須通報先天性畸形病例。

推想了所有可能之後，幾名醫生終於懷疑到了藥品上頭。但是，沒有人想到要去質疑反應停；當時，家家戶戶的藥櫃裡都備著這種藥。大家都忘了那段不幸的神經炎過往，無數懷孕婦女服用反應停來治療噁心，也沒有生下異常的小孩。然而，統計數據朝反應停步步進逼。一九六一年，兩名醫生發表了兩篇文章，強烈懷疑沙利竇邁（thalidomide，亦譯沙利多邁）[64]有問題。沙利竇邁是反應停及全球近七十種藥品內含的α—鄰苯二甲醯亞胺基戊二醯亞胺的國際非專利藥品名稱[65]。

格蘭泰藥業雇用的科學家遭到質問，卻仍舊堅稱沙利竇邁不會穿過胎盤屏障。一般而言，比起實驗與分析，支領企業薪酬的研究者更擅長公關操作。科學家與施壓手段一樣五花八門，不過厄普頓・辛克萊（Upton Sinclair）[66]一語道破的金科玉律倒是顛撲不破：「如果一個人的薪水確切說來要靠他不懂某件事才能落袋為安，那要讓他搞懂這件事就困難了。」

一九六一年末，一位名叫維度康・藍茲（Widukind Lenz）的小兒科醫師向醫學界證實了他的擔憂。他得到一位律師襄助，這位律師的兒子與姪女出生時就沒有上肢。藍茲握有一百三十個畸形兒的病歷，反應停在其中必須承擔的責任昭然若揭。藍茲醫

---

63 胎盤是胎兒循環系統與母體循環系統的對接處，昔日長期被認為是一道攔阻化學產物的濾網。如今我們曉得，某些化學產物是被濾掉了沒錯，但大部分的化學產物仍可以穿透這道「屏障」。

64 thalidomide這個字在法文裡嚴格說來是陽性，但如今陰陽性都有人講。（譯注：由此可見，法文的陰陽性非常重要。）

65 國際非專利藥品名稱（dénomination commune internationale，DCI）是化學分子在各國都通行的縮寫或簡寫名稱，旨在讓交流更形簡便。所以，每種藥物都有一個化學名稱、一個國際非專利藥品名稱，以及一個商品名。為了便利通用名藥物（亦稱學名藥）的普及，有關方面做了各種努力來讓醫生使用國際非專利藥品名稱，但大多數國家通行的仍然是商品名。

66 譯注：一八七八—一九六八，美國社會主義作家。

師要求反應停立刻下市，以免繼續殘害大量無辜嬰孩。格蘭泰藥業並沒有把藍茲的資料放在眼裡，反倒派了旗下雇用的「強硬」科學家對付藍茲——強硬這個特質，讓科學家又更五花八門了——並威脅要控告藍茲誹謗。為了讓這個小兒科醫師煽起的「開話」速速退散，格蘭泰藥業馬上發送了幾千本小冊子，肯定反應停並沒有副作用。

一九六一年十一月二十四日，終於有所警覺的西德聯邦衛生部召集了藍茲和律師——他同時也是兩名沒有上肢的孩子的叔叔與父親——以及一群格蘭泰藥業的代表開會。鐵證重如泰山，決議輕若鴻毛：反應停的藥品使用說明書必須提到妊娠期間服用的危險。至於反應停是不是要下市？那可從來沒這回事。

藍茲義憤不已，決定寫一篇文章發送各大媒體。格蘭泰藥業耳聞了藍茲計畫撰文揭發此事，就找上了藍茲執業小兒科的主管，要他想辦法讓這個鼓吹異端邪說又壞人好事的邊緣人同仁迷途知返。然而為時已晚，這篇控訴力道雷霆萬鈞、又無可非議的文章傳布了開來。格蘭泰藥業做出了應對，公開表示大型媒體破壞了中立客觀科學討論的基礎。中立客觀是一種搖擺不定的美德，一九六一年十二月二日，格蘭泰藥業決定將反應停下市。

葛雷格將近五歲了，已經命在旦夕。他母親於是必須面對她一切不幸的極致：罪疚感。當初，她先生把格蘭泰藥業慷慨分送每個員工的沙利竇邁樣品帶回家，跟她說，這可以減緩她懷孕的噁心感。她先生是第一批知道妊娠期噁心想吐這個即將讓反應停銷售大增、讓公司大發利市的適應症的人。她呢，則是搶在其他人之前先知道這項消息的特權者。她妊娠期間不怎麼噁心想吐，但科學進步帶來了好處，又幹嘛不享受享受呢。她只服用了兩、三次反應停。唉，如今我們知曉，反應停只須一錠，就足以導致令人驚怖、無法逆轉的悲劇。一九六一年十二月二日這一天，所有苦痛於孩子殘障的雙親從此必須承擔罪疚感的折磨。

幾個月間，其他所有國家都決定讓沙利竇邁下市。

沙利竇邁影響了兩萬多名新生兒，其中一半活不到一歲就已夭折。大約五千名「沙利竇邁寶寶」如今尚在人間。沙利竇邁會破壞ＤＮＡ，人們因此擔憂它是否也會危害到下一代；不幸中的大幸是，為數甚少的沙利竇邁寶寶自己也生育了孩子，這些孩子並沒有出現問題。

相反地，Distilbène®——國際非專利藥品名稱為乙烯雌酚（diéthylstilbestrol）——這種一九四〇年代末期至一九七〇年代末期醫生廣泛開立的防流產藥物，就會影響之後的一個個世代。生殖器官畸形與生殖器官癌症至今持續殘害當年這個處方摧殘過的婦女的女兒、孫女、曾孫女[67]。

沙利竇邁受害者家屬控告了格蘭泰藥業。起訴書載明的罪狀是「過失傷害、過失致死、違反藥事法」。訴訟始於一九六八年，持續了兩年多，於一九七〇年落幕，是紐倫堡大審（procès de Nuremberg）以來最漫長的訴訟。格蘭泰藥業的律師一開始就強烈質疑所有出席專家學者的作證資格，藍茲當然也承受了這樣的攻擊，遭到指控因為同情受害者而有失公正。這些格蘭泰藥業的律師否認了所有指控，甚至還恬不知恥地宣稱，讓罹患自發畸型的胎兒得以存活的，正是沙利竇邁。更卑賤可恥的是，這些律師援用了一項司法論述作依據：受害者如果在遭受侵害時於法律上並不存在，就無法作為原告來提起訴訟。格蘭泰藥業手下專家輪番上陣，一個一個細數所有無法歸罪於沙利竇邁的新生兒畸形。我們很可以想像，出席審判的女性面對如此喪盡羞恥的醜惡，比孕吐還更想嘔吐。民主國家的司法就是這麼運作的，為沒有道德倫理者辯護的律師也不必有道德倫理。這是一種制度上的傳染。

格蘭泰藥業的終極絕招，是大言不慚宣布：該公司要是破產，受害者就沒辦法獲得任何賠償了。一九七〇年十二月，兩造達成和解，格蘭泰藥業必須對受害者救助基金會撥付一億馬克。格蘭泰藥業的管理階層無一人遭到控告，該公司至今仍欣欣向榮。

在英國銷售沙利竇邁的公司比格蘭泰藥業又更猖狂，甚至成功讓英國衛生部對此案噤聲不語，還威脅記者，要是敢多嘴，就準備鋃鐺入獄。直到民眾發送傳單、抵制該公司的產品，公司管理階層才答應成立賠償基金。要保護業績，有時必須做出一點犧牲。

您想要更加噁心想吐嗎？

67 Distilbène®的案例是某些表觀遺傳改變具有遺傳性的首起證據。

時當二〇〇六年，葛雷格，還有與他遭遇同樣苦難的兄弟姊妹及這些孩子的父母都逝世已久。格蘭泰藥業阻止了一部回顧這段歷史的電視劇上映。該公司這麼做，主要是因為該電視劇刻畫出，格蘭泰藥業之所以遲遲不把反應停下市，為的是種種利潤考量。怎麼可以如此質疑一家藥廠的倫理動機？這部劇最後還是上映了，但微調了不少地方。司法真是一向待格蘭泰藥業不薄啊。

沙利竇邁的故事還沒結束，它在好幾個國家仍供作新適應症治療之用：在巴西它治療痲瘋，在法國與美國它治療多發性骨髓瘤（myélome multiple），在其他幾個國家它治療全身性紅斑狼瘡（lupus érythémateux disséminé）、肺纖維化、克隆氏症以及某些癌症。這種對萬靈丹的執迷實在令人莞爾。

無論沙利竇邁這種被回收來治療上述各項新適應症的藥，理論或實際上的藥效如何，我們可以確定，醫生誠然會比他們的前輩來得謹慎，但他們仍將會繼續使用沙利竇邁，而他們的動機，恰恰就源於這樁畸胎悲劇。某些產品的重大危險讓運用、操作它們的人周身罩上一圈榮耀輝光，這種危險襯出了專家在專業上的卓爾不群。此外，醫學畢竟無一處不複雜，凡此種種也發揮了安慰劑效應（effet placebo）。疾病不管有多嚴重，都一定有安慰劑效應的。

遍覽藥學史，沙利竇邁藥害事件至今公認是最嚴重的一宗醜聞。這起醜聞大大促進了新藥上市標準趨嚴，並催生了一間全球性的藥物警戒（pharmacovigilance，亦稱藥物安全監視）中心。但如果以為這宗醜聞終結了藥物產業的貪婪與醜行，那就太過天真了。它就只是提高了藥廠違反規範的成本、讓施壓手段更加多元而已。沙利竇邁事件以降，又爆發了多起醜聞，受害者人數更多，只是沒那麼「聳動」。而醜聞，之後還會有更多更多……

沙利竇邁的悲劇仍舊無法讓所有醫生了解，妊娠噁心與自發性流產是演化的產物，旨在保護哺乳動物[68]。日後要是還有新問世的藥物把妊娠噁心與自發性流產當成

68 好幾種雌性哺乳動物也都有妊娠之初的噁心現象，這是演化過程的一種謄餘，它之所以出現，是為了保護胎兒不受母親攝取任何可能帶來危險的未知毒物與病原體所害。自發性流產呢，則是物種逐漸汰擇出的，淘汰異常胎兒的數一數二好方法。

適應症，這些新藥的風險與益處相比，必然都是壞處大於好處。唉，只是，這些適應症的商機仍然潛力無限，可以想像市場會再推出主打這些適應症的新產品。如此一來，葛雷格恐怕就只會是一長串零號病人的第一個而已。

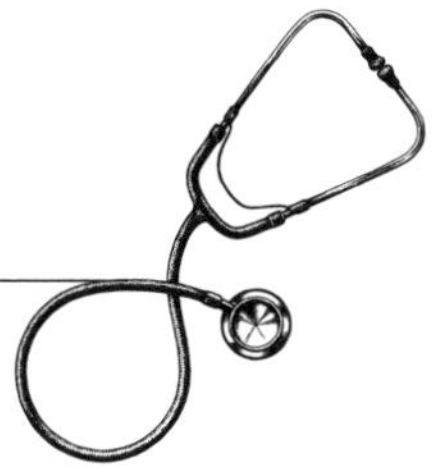

喬凡尼的脂蛋白元

波瑪雷利家族與村子裡所有人家一樣，以捕魚、種植油橄欖與檸檬為生。他們的村子包夾於加爾達湖（lac de Garde）與山巒之間，沒有其他生計可能。要到村上只能乘船，山路太陡了，馬車走不了。村人無所逃於檸檬和湖水之間：加爾達湖畔里蒙尼（Limone sul Garda）[69]這個村名真正名副其實。

喬凡尼・波瑪雷利（Giovanni Pomarelli）從來沒去到維洛納（Vérone）[70]那麼遠過，他所見所聞，全都是那些穿行山色湖光的漁夫跟他說的。他只去過對岸一次，是在一七九五年他十五歲生日那一天。這樣辛辛苦苦渡水，意義何在？漁夫們說，那一邊的魚比較多，女孩比較美麗。蘿莎（Rosa）家在里瓦路（chemin de Riva）上，鄰近喬凡尼一個堂表兄弟的農場。在加爾達湖畔里蒙尼這裡，道路的名字就是它們的目的地，但這些路卻永遠到不了那些地方，因為它們早晚會止於懸崖峭壁。里瓦路到不了里瓦（Riva）[71]，但要是哪一天，它能讓喬凡尼走入蘿莎心田，喬凡尼這一趟趟的旅程也就達成了最大使命。喬凡尼尋思，湖的那一邊、或許遠至維洛納吧，又怎麼可能會有比蘿莎更美麗的女孩？偶爾，喬凡尼還會呢喃思忖，蘿莎說不定馬馬虎虎也算得上自己的表妹呢。管他的，有差嗎。喬凡尼的爸媽本身就是親表兄弟姊妹，他的母系家族擁有油橄欖園，父系家族則擁有檸檬園。真可謂柑橘屬與木樨科締結的一門良緣。在加爾達湖畔里蒙尼這裡，無庸置疑的現在決定了無庸置疑的未來，荷爾蒙的金科玉律深深遷就著血緣的金科玉律。管他是不是表親通婚，波瑪雷利家族的小朋友個個平安健康，從不愁缺乏食糧。喬凡尼年方十七，生命故事卻已注定跨不出這湖、這山。他的生平將只會是短短的一句話，有那麼一天會刻上小小墓園的一方墓碑。在這爿天地，人永遠與湖同在，與山同在，與里蒙尼同在。

喬凡尼・波瑪雷利亡逝後很久很久，卻忽然聲名大噪。一次次激烈論戰、一場場大型商業操作，喬凡尼都將是濫觴……他死後才聲名鵲起……人們將一路上溯至他

69 譯注：意譯為「加爾達湖畔的檸檬村」。
70 譯注：北義大利古都，維洛納省首府。
71 譯注：全名里瓦德爾加爾達（Riva del Garda），北義大利市鎮，位於加爾達湖西北岸。

……他的這部傳記啊，刪節號將會由後往前點。

一九七四年九月的一個早晨，某個名喚瓦勒里奧．達涅利（Valerio Dagnelli）的人求醫問診，他背痛得實在是受不了。下背痛（lombalgie，亦稱腰痛）是我們這個物種的一大災難，肇因於人類至今仍不適應站立。加爾達湖湖畔與所有湖畔海濱並無二致，一半居民受背痛所苦。沒有任何醫學、任何外科手術改變得了這段數千年的苦難史。對醫生來說，下背痛卻是天賜的錢財，他們湊合著開立了消炎藥或運動療法（kinésithérapie）來緩和或者掩蓋痛苦。

時當一九七〇年代，醫學因為昔日種種成功而士氣大振，已有了這樣的習慣：搶在病人要求以前，就提供他們各式體檢，以偵知疾病隱患。這正是蔚為流行的健康檢查（check-up）。決定如何治療的，不再是病人的主訴，而是生物醫學的發現。疾病不再由病人親歷，而是由醫生提供。您因為長了癤（furoncle）前來求診，離開時卻有了高血壓；您帶著偏頭痛走進診間，卻帶著攝護腺癌離開；腹瀉預示了高膽固醇血症（hypercholestérolémie），下背痛則會變成非胰島素依賴型糖尿病（亦稱第二型糖尿病）。瓦勒里奧也逃不過這波大浪：對醫學來說，下背痛變得太過平庸，他的醫生讓他做了血液總檢驗。這種種血液分析得出的是小數點後還有好幾位數的結果，讓醫學的層次整個提升，更讓醫生不必面對不理性或奧祕難解的疼痛。

瓦勒里奧的醫師與他很多同行一樣，被數據的洪流沖刷襲捲。他相當欣賞這種抽象交流的舒適感，並藉此大肆牟利。遠早在他之前，產業界就已了解，健康的人比病人多得不知凡幾，以藥物做預防的商機實在太驚人。胰島素與抗生素是真金不二的醫學奇蹟，商業上卻不算太成功，因為一方面，病人太少了，另一方面，這兩種藥物太快就把病治好了。只要隨心所欲把弄血液標準，並且只治療假想或可能的疾病，商機就變得無垠無限。在這個一九七〇年代，商業邏輯逐漸化身為學術標準。通行做法發生了如此巨變，鄉村醫師是沒辦法長久置身事外的，加爾達湖畔里蒙尼這邊也不例外。

過了幾天，瓦勒里奧來回診，背還是一樣在痛。醫師望著他的血液分析結果，驚叫了一聲。先驚叫、再說明，實在有失分寸，不過一九七四年的時候，這種微妙細緻的職業倫理還不存在。瓦勒里奧幾乎就要後悔自己向醫生透露了下背痛這回事。

他的醫師解釋道，他的血脂肪檢查結果格外糟糕，他罹患心血管疾病的風險非常高。瓦勒里奧試著問了個蠢問題，想知道這能不能為他的背痛提供解釋；他沒有打破砂鍋問到底，因為醫生顯然不再關心他的腰椎。您唯一掛心的那件事，您的醫師往往並不關心；相反地，他關心的事物對您來說往往澈底不知所云。

「心血管疾病喔，這倒讓我蠻意外的，」瓦勒里奧質疑道，「我家族沒人得過心血管疾病，再說我菸抽得少，人又動得多。」

瓦勒里奧可不是粗鄙無文之人，他也曉得哪些是心血管疾病的原發性危險因子：抽菸、久坐、肥胖、過度攝取肉類與糖。然而，瓦勒里奧不知道，如今的關注焦點已經移到了繼發性的危險因子：高血糖、高膽固醇血症、高血壓，凡此種種都源於前述的原發性危險因子，卻被表述為獨立因素。這種倒果為因、只重數據的趨勢流行，在科學與醫學生意上是有些好處的，病人也從中受到潤澤：他們喜歡這種因果轉移，因為如此一來，他們的拘束就小了。比起戒菸、步行，一小粒雙色膠囊可令人動心多了。產業大頭可以提供能改變這些數據的藥，展現出藥到病除的丰采，同時不必苦苦等待這些藥對潛在疾病具有療效的證明——是說，也無從證明起。對各方來說，治療一個數字既優雅、又輕鬆。自此以降，這種做法就在醫學、社會以及商業上取得了無可撼動的成功。瓦勒里奧要是膽敢違逆這種不可違逆的運作機制，哪怕只是稍稍反抗，也只會是冒失魯莽、不自量力。

瓦勒里奧儘管感到意外、頗有保留，他的醫師還是堅持不休。

「沒有錯，沒有錯的，您風險非常高，因為您缺乏好的膽固醇。」

「……？」

瓦勒里奧曉得膽固醇是危險因子裡最知名的，但他不知道的是，以後，膽固醇就有兩種了：好的、壞的。

醫生開始鉅細靡遺背誦出一套生物醫學的論述，這些道理是那些醫藥推銷員五花八門使出印在精緻紙張上的曲線和圖形，諄諄反覆教給他的。

「在您的血中，膽固醇由名叫脂蛋白元（apoliproprotéine）、簡稱Apo的蛋白所運送。」

瓦勒里奧原本心心念念的是下背痛。結果現在，他努力讓自己心心念念著身上的Apo。

「運送高密度脂蛋白膽固醇（HDL cholestérol）的ApoA1是好膽固醇，對您的血管有益。運送低密度脂蛋白膽固醇（LDL cholestérol）的ApoB是壞膽固醇，對您的血管有害。」

瓦勒里奧思忖，自己大概有很多這個壞膽固醇還有低密度脂蛋白吧。

「您幾乎沒有好的高密度脂蛋白膽固醇。」

猜錯了。不是壞膽固醇太多，而是好膽固醇太少。

「那會怎樣？」

「那就麻煩啦，您的血管很快就會阻塞。高密度脂蛋白是一個保護心血管健康的因子。」

一九七〇年代之初，僅僅一個膽固醇就足以閃電般激起狂熱。這獨一無二的膽固醇讓人從此可以隨心所欲粗暴行事。要是我照顧好我的膽固醇，就算我邊看電視邊哈菸，我的血管仍舊會停止老化。要是我的血管不再老化，我也就不再變老，畢竟我們的年齡就是我們血管的年齡嘛。這種三段論令您浮想聯翩，這種醫學民粹讓您目瞪口呆！

當膽固醇一分為二，變成了善惡二元對立，高密度脂蛋白是好的而低密度脂蛋白是壞的，民粹就披上了科學的金裝。怎麼能不成功。無庸置疑，醫學讓許多年輕人免於一死，這無與倫比地出色，那麼，又為什麼不讓老年人也免於一死呢？

瓦勒里奧不只好膽固醇少之又少，更有大量三酸甘油酯（triglycéride）以及其他脂肪，這些都對血管不好。簡言之，從科學數據看來，瓦勒里奧應該要嘛有高血壓，要嘛有梗塞，要嘛中風，或者罹患其他任何攸關他血管年齡的疾病。可是，瓦勒里奧一切都好，好得很，好到他根本沒辦法搞懂他的醫生在大驚小怪什麼。這位醫生倒是個生物醫學的模範生，他把瓦勒里奧轉介給米蘭的一位心臟學家……養生保健的專家都聚集在大城市裡。

米蘭的心臟學家發出了與里蒙尼的鄉村醫師一模一樣的驚呼。可見，這一門面對數據驚聲尖叫的藝術，醫學院真的有傳授給每個學生。他沒費什麼勁就說服了瓦勒里奧拍個血管攝影……當然啦，瓦勒里奧的動脈不像剛出生時那麼清純無瑕，但跟同齡的米蘭人相比，他動脈粥狀硬化[72]的程度輕微很多。瓦勒里奧正在挑戰長久打造累積的膽固醇理論。心臟學家不能接受這樣的搗亂。一個加爾達湖畔里蒙尼的村民怎麼可以動搖米蘭的科學、震盪生物醫學這幢大廈、礙到未來的新醫學呢。

事實與理論不符時，要嘛必須修改理論，要嘛必須找出事實與理論不符的原因。人們一向不願修改理論，當理論的商業前途光明似錦時尤其如此，在醫學或是其他領域都一樣。好膽固醇對所有人都好、壞膽固醇對所有人都壞是非常要緊的。除了例外狀況！瓦勒里奧就是第一個例外。他的血液滿滿是理論上的風險因子，所以他應該要有動脈粥狀硬化的，但他顯然沒有。在這問題上，是該把一顆心弄得清澈明白（請准許我玩這個文字遊戲）！

一九七〇年代，遺傳學主導了整個生物學，當時的人認為，所有缺陷、所有脾性、所有行為都能找到基因來解釋。醫學可不讓生物學專美於前，醫學動身為所有疾病尋找遺傳上的原因。對米蘭這位心臟學家來說，要解開瓦勒里奧之謎，遺傳學是最優雅的方式。經過一番努力尋找，研究者在瓦勒里奧控制ApoA1的基因上找到了一種特殊的突變。這個擅自前來亂搞膽固醇科學的突變基因獲命名為「米蘭ApoA1」(ApoA1 Milano)。沒什麼其他發現的研究者於是下了結論：這是一種單基因(monogénique)[73]特徵。

研究者也發現，這個獨一無二的基因擁有好幾種功能。當然，它會減少高密度

72 動脈粥狀硬化是指大量脂肪、纖維組織、鈣質與細胞碎片堆積在動脈壁上的現象。這令動脈的直徑縮水，從而降低各器官供血，導致心絞痛或肌肉痙攣等症狀。當動脈堵塞了，器官就可能會遭受局部破壞（心肌梗塞、中風）。動脈粥狀硬化是動脈隨年歲增長而發生的正常演變；如果風險因子比較多，動脈粥狀硬化就會加快。

73 當一種性狀、一樣功能或一項疾病源於單一一個基因，就被稱作是「單基因」的。這種狀況極其罕見。單基因疾病——比如膠稠性黏液病（mucoviscidose，亦稱囊腫性纖維化）、血友病——很少見。任何性狀或疾病通常都有幾十至幾百個易感基因（gène de prédisposition），這些基因依據環境與生活型態的不同而表現或不表現。今日，遺傳學喪失了至上地位，讓位給了表觀遺傳學（épigénétique），也就是不同環境參數下的基因表現研究。

脂蛋白，這在理論上有害，但它增加了高密度脂蛋白在血中的運輸，這則在理論上有益。它似乎會阻止或延緩動脈粥狀硬化的形成。總之，從科學數據來看，它很可能延年益壽。瓦勒里奧毫不在乎檢驗結果與醫學理論是有道理的，他個人深信自己將長命百歲。這難道不是健康的最好定義嗎？

要是我們忘了，我們的主人翁名叫喬凡尼・波瑪雷利，這個微不足道的故事也恐怕就到此為止了。

一八〇一年，喬凡尼終於與蘿莎締結連理，以這樁良緣熱烈迎接新世紀。我們不曉得喬凡尼與蘿莎確切究竟生了幾個小孩，也不曉得他們這些後代每一位又跟其他星散在一條條死路上的堂表兄弟姊妹鄰居生了多少小朋友。在隆巴迪（Lombardie）[74]或者其他地方都一樣，青春年華的祕密永遠說不完、道不盡。我們只知道，波瑪雷利家族眾多後裔之中，好幾位壽至百歲或將近百歲。一九七四年，該家族還有四十個成員生活在里蒙尼，最老的一位當時九十歲，與家族裡的年輕人一樣健康。喬凡尼與蘿莎可以感到驕傲的是，二十世紀末，里蒙尼的一千個居民裡，百分之四是他們的瓜瓞綿延。龍生龍，鳳生鳳，好竹出好筍。幾代又幾代以後，瓦勒里奧繼承了此一優質血脈。

遺傳學在那個年代雖說一日千里，要追溯出特定基因及其各種突變在時間與地理空間中流轉遷異的歷史仍有困難。要等到一九八五年才有一篇文章石破天驚地明白揭示出米蘭ApoA1的譜系。這個基因的系譜可以追溯到兩個多世紀以前，確切來說，始於喬凡尼之父的精子進入喬凡尼之母的卵子裡的那一刻。遺傳學開誠布公了床笫私情。就在那一天，喬凡尼11號染色體的173號基因座上，遺傳密碼（code génétique）的鹼基A（精胺酸）為鹼基C（半胱胺酸）所取代。遺傳學摧毀了詩情畫意。

接著，因為與世隔絕加上近親通婚，里蒙尼百分之四的居民身上都有喬凡尼的突變基因。蘿莎沒有這個基因，所以她與喬凡尼的後代是異基因合子（hétérozygote，亦稱異型合子），亦即他們的成對染色體上只有一條有這個突變基因；不過，這已足以保

74 譯注：義大利北部大區，接壤瑞士。

護他們的血管。健康不只來自檸檬與橄欖油，也來自隨機的突變。

從醫學的商業角度來看，真是單純極了：人們發現了長壽基因。就是這麼厲害！

兩二〇〇〇年代，史他汀類（statine）藥物已成為醫生開立最多的降膽固醇藥物。每年，這些藥為藥廠賺進將近兩百億美金。有了這麼雄厚的財力，就能夠掌控所有心臟學的發表、約束媒體、買通意見領袖、馴服醫生、宰制病人。這些商人開始夢想著一個每個人類都必須天天服用史他汀類藥物來避免死於心血管疾病的世界。一個廣告展示了一具屍體的雙腳，上面的標籤寫著：如果他有定期服用史他汀類藥物，就不會淪落如此境地。客戶難以饜足，市場就敢於粗俗。

二〇〇三年，輝瑞藥廠銷售的阿托伐他汀（atorvastatine）以每年超過一百億美元的營業額雄霸膽固醇藥物市場。許多大型競爭對手，好比阿斯特捷利康（AstraZeneca）、默克（Merck）或諾華（Novartis）都爭先恐後推出新的史他汀類藥物來蠶食市場。這些藥業巨頭很少創新，他們就只是把公共研究的成果或是小公司發明的新分子拿來在商業上回收利益罷了。他們利用自身財力讓基礎研究者走上歪路，或是用來收購這些小公司。他們真正的貢獻是在行銷領域。

幾年來，基因療法（thérapie génique）[75]與重組蛋白（protéines recombinantes）[76]備受看好，幾百家生物科技新創公司有鑑於此，紛紛破土而出。於是，在二〇〇三年，一家名字給人感覺必定會鴻圖大展的新創公司——Esperion，就神來一筆，打算復活喬凡尼·波瑪雷利。他們要復活的不是他本人，而是他開創遺傳學系譜的歷史，這段歷史從一九八五年米蘭ApoA1譜系的著名發表後就遭人遺忘。他們沒有妄自尊大到為了進行幻想式的預防，而對健康人士提供防膽固醇基因療法；然而，他們還是膽敢推出來自喬凡尼·波瑪雷利基因的重組蛋白。

75 基因療法以病毒為媒介，為病人直接植入某種基因。這種方法相當危險，因為病毒的行為可能出乎意料。直至今日，全世界真正受益於基因療法的病人僅僅數十餘位。

76 不同於基因療法，重組蛋白是透過為另一種生物體（最常見的是細菌）植入一種基因來獲得的。如今，這項生物科技已變得頗為常見。好比說，我們透過基因改造的大腸桿菌，能獲取人體的胰島素。

一項研究顯示，這個米蘭ApoA1的重組蛋白注入老鼠身上時，可以微微減少粥狀斑塊（athérome），似乎也沒什麼害處。因為商機實在大到出奇，他們在十八個人身上進行為期五週的米蘭ApoA1重組蛋白試驗，把他們的動脈與另外十八個沒有接受治療的人的動脈相比。奇蹟出現了：這項小小的臨床試驗取得了微小的正面成果，粥狀斑塊的體積估計縮小了百分之四。如此的結果被認為相當卓越，兜售夢想的生意人開始大鳴大放，甚至表示動脈的「通樂」清潔劑已經被人發現啦！為動脈除垢，永生不死有保固！

成果發表當日，Esperion公司從股市海撈三億美元。輝瑞藥廠就這樣中了圈套，以十三億美元收購了這家小公司。對輝瑞這個膽固醇藥界巨頭來說，這是九牛一毛的小數字，同時也是一種消滅潛在競爭的方法。新創公司呢，成立的目的往往是要引人垂涎，然後在夢想的泡泡吹破前把自己賣掉。Esperion正是如此。該公司的臨床試驗含有好一些任何嚴謹的研究者都會驚愕斥責的缺陷，並且再也無法再現。傻子輝瑞幾年後就把Esperion賣掉了，損失了它對這個幻夢的百分之九十九的投資。還有另外兩間公司繼續嘗試對米蘭ApoA1拼拼湊湊敲敲打打，但就連用作弊的都沒法得出一丁點成果。

如果您到絕美非凡的加爾達湖畔里蒙尼度假，您會見到一份觀光摺頁講述著這段故事，一邊還誇耀著橄欖油與檸檬的功效。再也沒人敢提到，昔日，生意人曾相信致命的心血管疾病是一種單基因疾病，還企圖動用數十億以計的資金來說服大眾。喬凡尼．波瑪雷利的基因在村上小小的墓園裡重歸平靜。Esperion的股東們甚至連去獻花都沒有，這基因可是讓他們賺了幾百萬啊。

這齣科學與商業剪不斷、理還亂的往事留給我們兩樣萬世不易的真理。永生不死的零號病人是不存在的。更重要的是，任何人要是在里瓦路上步行一個小時，血糖值與膽固醇指數自然會下降。健康之道有時正是至簡之道。

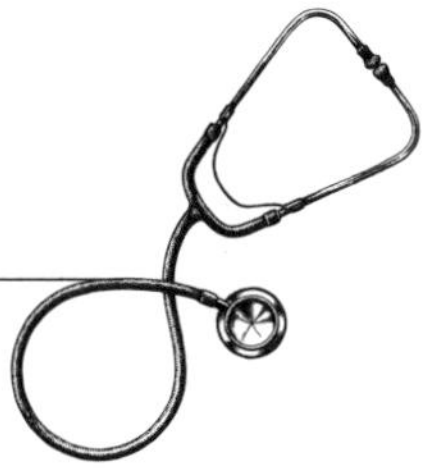

魔鬼，以及奇蹟得救者

疫苗與抗生素讓衛生保健突飛猛進以後，醫學原本可以帶著榮耀開始吃老本。人們幾乎澈底戰勝了嚴重傳染病。一九六〇至一九七〇年代，醫學甚至可以說經歷了存在危機。當時，醫學必須把老化帶來的大小疑難雜症高高標舉為公共衛生問題，來重建醫療地景。這個領域很難取得科學證據，人們於是見證了健康產業的商人奪得了權力，用統計證據取代實證證據。經驗主義治癒了一個個個體，這些新來的征服者則將操弄數據來承諾群體健康……

這段短暫的昏沉麻木在一九八〇年代初期被愛滋病的來臨狠狠打破。晴天響起了霹靂。愛滋病讓整個政治與科學社群全都動員起來，令病毒學與抗病毒治療都突飛猛進。當然，愛滋病的盛行率與黑死病相比可說微不足道；然而，它百分之百的致死率（taux de létalité）[77] 讓它幾乎與黑死病一樣恐怖。它的性接觸傳播模式讓詛咒者集體高潮，將我們猛然拖回了中世紀。接著，既不詛咒、也不假傳希望的科學，慢慢重新掌握了局勢。

魔鬼

女孩們，就儘管覺得他帥到極致，覺得他帥得像天上星星或地上的希臘牧羊人[78]吧，他對妳們心如止水。葛兒丹（Gaëtan）只愛男人，男人們也愛他：他們覺得他英俊得跟米開蘭基羅的大衛像一樣。就是這麼緣投。

對某些男人來說，同性戀就是一種狀態，不必去鑽牛角尖研究同性戀的起源、解釋同性戀、尋找其目的。葛兒丹就是這樣的一個男人。在性生活步調這方面，同性戀與其他雄性一樣五花八門。葛兒丹顯然荷爾蒙分泌過多，超級活躍，甚至帶了強迫症

77 小心勿將致死率與死亡率混為一談。前者是患者群體死亡的比例，後者是全體人口的死亡比例。狂犬病致死率為百分之一百，死亡率卻可忽略不計。

78 譯注：此處的「希臘牧羊人」（pâtre grec）或典出希臘神話，希臘神話有不少英俊男性與牧羊人有關，如阿波羅、帕里斯（Pâris）。亦可能為「希臘石膏像」（plâtre grec）之誤。下同。

的況味。他在加拿大航空擔任空少，所以能頻繁旅行，積累各式各樣膚色、族裔的豔遇。他沒有認真數過自己的性伴侶有多少——他哪數得出來？與在每座港口都有個女人的水手相比，他有兩項優勢：一方面，他在機場間移動，比開船快得太多了；另一方面，男人跟女人比起來，往往比較容易得手。這些數據優勢，我們不必從情感奧祕和讓這些情感抑揚有致的性交這兩方面來膚淺論述。葛兒丹一年至少有兩百五十個不同的性伴侶，他不曉得確切有多少，但很快，他就會清楚知道了……

他目前的問題並不在於要長篇大論他的同性戀性愛成癮或大聊特聊他百人斬、千人斬還是萬人斬，他有另外一件事牽掛在心。幾個月來，他的臂膀與背部就反覆出現血腫。起初，他以為是床笫韻事太過狂野所導致的，現在，他確定與此無關。這些血腫的其中一塊逐漸惡化，有時還長膿皰，令人想起唇皰疹。他還時不時感到疲倦，令他更是憂心忡忡。他尤其擔憂自己會因此失去性吸引力。事不宜遲，他決定馬上求診。

幾個檢驗室的學者專家一陣照表操課後，診斷在一九八〇年六月的這一天出爐：卡波西氏肉瘤（sarcome de Kaposi）。這是一種惡疾，通常只出現在老人與免疫不全的人的身上，不會發生於希臘牧羊人或米開蘭基羅的雕塑上。醫生們話說得直白了當：這是一種可能會擴散到所有黏膜、直至肺部的癌症。病情變化是快是慢，無法預測，治療是艱辛的，預後則相當不佳……

葛兒丹接受治療。為什麼他會染上這種只會感染老傢伙的罕見鬼東西？他年方二十七，值此芳齡，死亡遙不可及，他想活，他一點都不想改變他那機場風流一代男的生活。

一年後，他得知自己並非唯一一個遭此稀罕厄運纏身的人。相當稀微的一種安慰。一九八一年六月五日，美國疾病管制與預防中心（CDC）[79]正式宣布，三座大都會出現了卡波西氏肉瘤的疫情：洛杉磯、舊金山與紐約。所有的病人都是同性戀，也都免疫不全。卡波西氏肉瘤成為了gay cancer，「同性戀癌」。

79 疾病管制與預防中心（Centers for Disease Control and Prevention）是全美各地皆有分支的美國政府機構。該中心總部位於喬治亞州，匯集了所有流行病學的資訊。該中心為美國最重要、規模最大的聯邦公共衛生機構。

美國疾病管制與預防中心同時也發現，這些城市紀錄在案的病人，一半都曾是葛兒丹的性伴侶。葛兒丹接獲相當嚴厲的通知，說他會把病傳染給別人，必須改變生活習慣。有關單位更發現，葛兒丹可能是在海地被感染的。對美國來說真是天上掉下來的禮物：敵人來自外部，膚色是黑的。這種新疾病完全沒有打破性傳染病的傳說：傳說，所有性傳染病都來自境外。而且，這個病人、這個魔鬼授精大師的姓氏是杜加（Dugas），是個法國姓；葛兒丹．杜加的母語是法語，生於魁北克。他自己跑去要嘛下流墮落、要嘛共產主義的加勒比地區染上了病，然後把這種病帶回美國的土地。誰知道當時那位年少多金的繼承人、物化女人的大玩家——唐納．川普（Donald Trump），有沒有趁機構思他最初一批「良善美國對抗邪惡世界」的彌賽亞論述？

故事是這樣說的：醫生的諄諄叮囑，葛兒丹．杜加一條都沒有照做。他在發生性行為後，才會告知他那些性伴侶：「我有同性戀癌，我死定了，你也是。」這是真的嗎，還是虛構的呢，不重要。魔鬼就必須講出撒旦般的話語。

一個醫學事實倒是無庸置疑：一九八二年四月以前確診的兩百五十名美國愛滋病

患之中，超過百分之二十是被葛兒丹・杜加一個人感染的。

一九八二年七月，這種新疾病獲命名為後天免疫缺乏症候群（Syndrome d'immuno-déficit acquis），縮寫為愛滋病（SIDA，英文縮寫為AIDS）。一九八三年五月，巴斯德研究院由呂克・蒙塔尼耶（Luc Montagnier）與芳索瓦思・巴蕾－希諾西（Françoise Barré-Sinoussi）領導的法國團隊在《科學》（*Science*）期刊上發表了他們的發現：淋巴腺病相關病毒（Lymphadenopathy Associated Virus，LAV），這種病毒被認為是愛滋病的肇因。幾個法國研究團隊間數度爭執之後，美國人參戰，試著取得檢驗專利，因為利益實在太驚人。美國人發現的病毒被命名為ARV。法國人則發現了第二種病毒類型，並將之命名為LAV-2。一九八六年，爭執終於休歇，各方同意將兩種病毒命名為VIH-1與VIH-2（人類免疫缺乏病毒）。

一九八四年，三十一歲的葛兒丹・杜加死去，結束了性與醫療兩個方面都非常充實的一生。三十年間，這個超級傳播者（*super-spreader*）保留了美國愛滋病零號病人的頭銜，直到二〇一六年兩篇文章論證道，愛滋病早在一九七〇年代之初就已在紐約出現。魔鬼從此變得姓字不詳。

研究日漸精準，提出了這兩種人類免疫缺乏病毒都源於猴免疫缺陷病毒（VIS）。人類應該是在一九二〇年代開始遭到感染的，感染途徑是猴免疫缺陷病毒進入人體，與許多跨越種間屏障的案例一樣，產生了突變。真正的零號病人可能是某個在被獵物咬傷或肢解獵物時遭到感染的剛果獵人。美國的名譽無恙，人類的名譽也一樣完好無損，魔鬼是一隻黑猩猩。

奇蹟得救者

致死率百分之百的傳染病少之又少。就連肺鼠疫（peste pulmonaire）都會留幾個活口。最初的症狀出現之後完全無望治癒的疾病，長久以來就只有狂犬病。第二個躋身這個可怕類別的，是愛滋病。至今仍公認，愛滋病只要不接受治療，致死率是百分之百。實情可能並非如此。

一九九〇年代，醫生觀察到，某些人類免疫缺乏病毒帶原者感染後會經過好幾年才開始出現愛滋病的症狀。他們是「生物學上」的患者，但不是「臨床上」的患者。

這些生物學上愛滋病的「健康帶原者」獲得了不同稱呼：「長期存活者」、「抵抗者」、「長期控制者」。在我寫下這幾行字的同時，有一小群人類免疫缺乏病毒帶原者已帶原三十幾年，沒接受過任何治療，至今仍毫無症狀地活著。這些人被命名為「菁英控制者」；他們占了人類免疫缺乏病毒帶原者的千分之五，並非微不足道。這樣一來，我們可以說，愛滋病的致死率不是百分之百，而是百分之九十九點五。

這種抵抗力顯然源於基因。這就讓我們對人類的未來感到安心：無論未來會有怎麼樣的化學或病菌災禍，總會有一小部分的人已經身懷基因，能夠抵抗這些今日仍屬未知的危害。這種達爾文描述過的變異性，乃是物種隨著環境變化而演化的根基。

這裡我要說的，不是第一位菁英控制者的平凡故事，而是又一位零號病人的故事。在本書這一系列某疾病或某療法的先鋒裡，這一位零號病人特別得不得了。

一九九五年，蒂莫西·布朗（Timothy Brown）在柏林收到了檢驗結果，是陽性。

他跟所有得知相同消息的人一樣，崩潰了。他是西雅圖人，他西雅圖的那些前男友裡，有一位打了電話給他，他就去做了檢驗。這名前男友向他宣布自己得了愛滋病，建議蒂莫西去做檢查。

蒂莫西記得自己與這位高中時代男友的交往。兩個人都是公開出櫃的同性戀，更雙雙投入同性戀運動。面對美國日漸熾盛的愛滋病歧視及背後隱含的同性戀歧視，他倆都加入了愛滋運動組織Act Up，來讓自己有盡一份力之感。他母親獨自撫養他長大，支持他最初的這場奮鬥。身為備受呵護疼惜的獨生子，他在四年之前決定離開美國。他先到了巴塞隆納做了幾樣走一步算一步的努力，然後抵達了柏林，擔任服務生來賺錢支付學費。

一九九五這一年，各種抗反轉錄病毒藥物（antirétroviral）尚未問世；確診愛滋等於被判死刑。蒂莫西打電話給前男友，尋求心理支持。

「你想想，我們只剩兩年可以活了。」前男友這樣回他。這就是他給出的全部安慰。

剎那間，蒂莫西覺得自己好孤單，一切都離他好遠好遠。他當時已在柏林大學上著幾門課。學習是他活著的一大理由。我可以的，他想……

他的冀望得到了報償：一九九六年，第一批有效的抗病毒藥物問世，距他確診還不到一年。有些患者很能承受這些可怕治療[80]，是「幸運」的一群，蒂莫西正是其一。他接受的治療從一開始就很有效，讓他的病毒量大幅下降。好運滾滾來，一間德英雙語翻譯社雇用了他。生命看似將能重新美好起來……

二〇〇六年，他在美國待了一陣子後回到德國，開始覺得疲憊。可是他病毒檢驗的結果都很令人滿意，他也相當能承受療效良好的新一代三合一藥物。診治他的一眾醫生為他確認了，他的愛滋病處於休眠狀態，這種疲勞應該另有原因。

調查研究了幾天，診斷出爐：他得了急性骨髓性白血病（leucémie myéloïde

80 譯注：早期抗愛滋藥物必須大量、多種投藥，更有嚴重的藥物不良反應，故曰「可怕」。現今的愛滋用藥已經大幅改良，量變少、間隔變長，藥物不良反應更大幅減輕。

aiguë），一種對成年人來說數一數二致命的癌症。治療效果很差，往往頻繁復發，想要免於一死，唯一的生機是骨髓移植……

蒂莫西年方四十，確診急性骨髓性白血病是他第二度被判死刑。不過，他倒是有些許理由相信自己的運氣、信賴已經讓他多活了幾年的德國醫學。

第一位前來診治蒂莫西的腫瘤學家對愛滋病一無所知，不過卻在哪裡讀到過，「菁英控制者」身上發現了一個特殊基因。這位名叫傑洛·胡特（Gero Hütter）的年輕腫瘤學家確實慧眼識讀。幾項研究揭露了，CCR5Δ32基因能防止愛滋病[81]。某些科學家認為，此一突變可能是演化機制最近從歐洲人群體裡選擇出來的，時間落在十四世紀的天花與鼠疫流行期間，因為這項突變是一個保護因子。另一些科學家則認為該突變就只是單純的遺傳漂變（dérive génétique，亦稱基因漂變）[82]。不管CCR5Δ32是怎麼來的，它阻止病毒進入細胞，從而預防了愛滋病。百分之十到二十的歐洲人身上帶有此一突變；如果成對染色體的兩條都有這種突變，先天遺傳就已能防止染病。

胡特醫生有了個獨樹一幟的奇想：為蒂莫西找一個帶有這種突變的骨髓捐贈者。

蒂莫西成為人類免疫缺乏病毒帶原者已經年深日久，胡特完全不曉得這樣做能不能真的幫到蒂莫西。他對蒂莫西提議：就試試看吧。

「我不想當白老鼠。」蒂莫西答道。

「沒問題，我們會為您做化療，不過因為您已經在服用三合一抗愛滋藥物，化療可能會很痛苦。」

確實如此。這化療就像一場地獄。蒂莫西染上了肺炎，他的化療不得不止於第三次。他的白血病短暫緩解，然後變本加厲地復發。骨髓移植又成為了勢在必行的醫療選項。

「破罐子就破摔吧，不妨試試看。」蒂莫西囁嚅道。

81 CCR5是一種趨化因子受體膜蛋白。人類免疫缺乏病毒利用對這種蛋白的親和力入侵細胞。CCR5基因的一種顯然最近才出現的特殊突變導致一段長達三十二個鹼基對的缺失。這種突變獲命名為△32，它導致蛋白質畸形，防止了病毒進入。

82 遺傳漂變是受精時發生的隨機突變所導致的某一種族群無可預測的演化。

現在最大的難題就成了：要尋得成對染色體的兩條都有CCR5Δ32基因的捐贈者。篩選了六十多人後，終於尋得了一位。二〇〇七年二月七日，蒂莫西完成了骨髓移植。同一天，他停止服用三合一抗愛滋藥物。

奇蹟發生了。過了三個月，明明他沒有恢復抗病毒治療，血裡卻仍然測不到病毒。他也發現，原本他跟所有感染人類免疫缺乏病毒的病人一樣肌肉佚失，現在肌肉又稍微長回來了。他與他的醫生都沒料到會有這樣的結果。冒險終有所償。

但樂極常生悲：同一年的耶誕節，蒂莫西染患肺炎，白血病病情再度惡化。二〇〇八年二月，他接受了第二次骨髓移植。很不幸，他開始不時發作譫妄，還發作了癲癇，更幾乎全盲。腦部活體組織切片顯示，他罹患了白血病引致的腦炎。厄運對他窮追不捨。

「這一次，真的是最後了。我有多少機會能好起來？」他宛如洞澈一切，這樣問道。

「機會非常小。」一眾醫生眾口一詞。

「到底有多少？」

「百分之五。」（總得給出一個數據。）

他重新學習觀看、說話；他漸漸恢復了生命力，真是不可置信。然而，命運像章魚一樣百折不撓纏著他：二〇〇九年，他遭人攻擊，可能是恐同犯罪，他的頭與肩膀都摔出了傷。對這名倒楣大師、疾病狂人、醫學尖兵來說，恐同襲擊不過小事一樁。

在光怪陸離的這一連串災難中，一項事實卓爾不群、橫空出世：他的愛滋病徹底治癒了。他們於是請他允許他們對他這個獨一無二的案例進行更深入的研究，以獲得國際認可。在被科學寵壞之後，又怎麼能拒絕成為科學的玩物？於是，他接受了一連串的抽血、糞便與尿液檢體採集、腦脊髓液檢體採集、各個不同器官的活體組織切片。原本他還拒絕成為白老鼠，現在卻被戳得渾身是洞，簡直搖身一變成了篩網。他的血液與組織送到了全球各地的實驗室，確認人類免疫缺乏病毒是不是真的已完全消失。沒有，沒有，就是沒有病毒。二〇〇九年，第一個自愛滋痊癒的病人——蒂莫西·布朗的案例發表在一家大醫學期刊上。這是無上光榮，卻又付出了多少代價！

蒂莫西先是拒絕了這樣的光榮，之後則一如他參與愛滋運動組織Act Up時期之所為，把如此光榮轉化為積極行動，企望讓其他病人也可以像他一樣痊癒。他視力極差，總是疲憊不堪，肩膀也沒有恢復，沒辦法重拾譯者工作。他決定回到美國生活。在美國，他以「柏林病人」的名號廣為人知。

蒂莫西．布朗這個非凡案例一經公諸於世，新聞媒體就大鳴大放，宣布所有愛滋病人都將獲得治癒。醫學界很快就出面澄清，表示這種治療既危險又不切實際，因為沒有足夠多的捐贈者。不過，這種移植卻仍在另外六個同樣罹患愛滋與白血病的病人身上嘗試進行。所有這六個人都在移植後不久，因為移植造成的併發症過世。在其他某些病人身上，病毒突變了，使用CCR5以外的另一把鑰匙來侵入細胞。病毒窮凶惡極。醫學就是一門謙卑的永恆大課。構成醫學的，就只有一個個個案：此乃其科學方法上的優勢，亦為其實踐上的劣勢。

更有甚者，醫學是一門忘恩負義的科學，它不認它的英雄，因為昨日的醫學在今朝就已過時。一切科學皆注定如此，尤以醫學為最。柏林病人與他膽大包天醫師的故事如今已不像昔日看來的那樣單純。實際上，蒂莫西．布朗在接受移植後，產生了移植物對抗宿主反應（RGH），這是一種相當罕見的疾病，因為一般來說是宿主排斥移植物。如今我們知曉，幫助蒂莫西消滅體內人類免疫缺乏病毒的，是這個移植物對抗宿主的疾病，而非CCR5Δ32的基因療法。

此後，其他幾個患上移植物對抗宿主疾病的病人也同樣擺脫了人類免疫缺乏病毒，他們的移植物並沒有CCR5。所以看來，移植物的細胞可以殺死宿主遭人類免疫缺乏病毒感染的免疫細胞，從而消滅該病毒。這是一種疾病治癒了另一種疾病的非同尋常案例。

值此二〇一九年初，蒂莫西五十三歲，低調地活在人間[83]。生物醫學無論怎麼舞弄，蒂莫西仍是愛滋病歷史裡宣告病癒的唯一一名病人。一間基金會以他為名。

二〇一九年三月，一名新病人在倫敦接受了同樣的移植。他已被稱為「倫敦病

83 譯注：二〇二〇年九月二十九日，蒂莫西白血病復發，病逝美國加州。

人」。現在要談他能否存活為時尚早。無論「柏林病人」與他倫敦的小老弟會變成怎麼樣，這種醫學冒險啊，保證會有媒體鎂光燈這方面的遠大前程，但我們必須認知到，它在治療上並沒什麼真的前景可言。

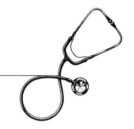

這個流感非比尋常

劉劍倫是中國廣州的腎臟科醫師。一九九七年香港主權移交以後，廣州這座中國大都會就不斷膨脹，成為了打算前往英國前殖民地——香港的中國人的必經之地。放眼中國，廣州的市場最是歷歷如繪、活蹦亂跳。在蒼蠅、煤煙和薑味氤氳的氛圍中，活的或死的貓、鴨、狗、蠍子、豬、果子狸還有蛇，全都吊掛著、或者一字擺開等人來買。中國人開自己玩笑，吹噓說自己什麼都吃，走的、游的、爬的或飛的通通來者不拒。當局經常提醒要注意衛生，但也不怎麼認真以對。中國發明了燒開水，中國人的免疫系統優良。不過，二〇〇二年的這個十一月，廣州醫界動盪、沸騰。開始肆虐的流行性感冒顯得相當嚴重，已經造成幾起死亡。

一些輕快瀟灑穿梭於世界衛生組織（Organisation mondiale de la santé，OMS）與諾華藥廠之間，渾身都是利益衝突的專家點名了H5N1病毒。為了激起群眾對大流行病的恐慌，疫苗廠商那一年指定了這隻病毒擔任壞蛋。流行性感冒確實是一種六個月內就會全球爆發的大流行病。病毒利用飛機，從南半球的冬天暢行無阻跨越到了北半球的冬天，更會經歷一次又一次讓它們改變性質的突變。每一年，專家們都合情合理地憂懼著某種新病毒會造成幾億人死亡，他們試著預先防範這種可能成真。疫苗是醫學最輝煌的勝利，大部分的人類都毫無保留同意這個事實。很長一段光陰中，疫苗接種是由科學與各個機關所管理的，隨後，商業介入了公共生活與私人生活的每個領域，疫苗接種失去了正直無欺的光輝，成為了與其他商品並無二致的商品。當行銷學一躍而為人文科學最精確的學問，請想像疫苗可以是怎麼樣的意外大禮：全球各國各階層總共數十億計的人類，都先入為主地認為這種產品非常優質、非常必要、完全是良心事業。這樣的商品絕妙是絕妙，有一點卻是美中不足：它因為太有效了，購買頻率很低。每支疫苗在人的一生中只會使用二到六次。此外，疫苗的價格傳統上相當低廉，利潤微薄。病毒四處旅行還不斷突變的流行性感冒，是將疫苗接種推入商業宇宙的契機。每一年，全人類都要重新接種疫苗……這夢想真的太夢幻！

當時，要規訓、收買一個個專家，讓他們遊走在產業大頭、政府部會與世界衛生組織之間，瞄準這些對象的兩個弱點——對群眾的煽動、對大流行病的恐慌懼怕——加以利用，是很容易的。更棒的是，只有西方社會害怕流行性感冒，所以疫苗價格也可以跟西方水準看齊。至於說，面對一種死亡率穩定低微的疾病，搞這種赤裸粗俗的操作恐怕會玷污其他疫苗，就根本不在考量之列了。

這就是為什麼，當地球某處通報出現了哪怕再怎麼輕微的流感症狀，成群專家就匆匆奔去確認該不該在疫苗裡多加一個新菌株——這是科學的面向——並且指定即將屠殺人類的壞蛋是誰——這是行銷的面向；他們馬上就通知記者，而記者呢，也絕不忘重新煽起祖傳的黑死病恐懼。各司其職。

二〇〇二年的這個十一月，中國政府並不擔心：這地區十一月爆發流感，就算看來比其他流感嚴重，也仍是司空見慣的事。

二〇〇三年一月，傳言四起，說隔鄰的佛山市出現了較為可疑的案例，據稱當地一名年華正盛的男子死亡了，兩名治療他的護理師也雙雙身故。這沒什麼出奇的，更何況，有關當局什麼都沒有通報。一月時，劉劍倫醫師服務的醫院收治了好幾個類似病例。然而，民眾之間，可怖的流言逐漸甚囂塵上。什麼是流感，什麼不是，人民心知肚明。

二月初，世界衛生組織一位前工作人員的兒子收到了一封電子郵件，說一種怪異的傳染病短短一週之內，已經在中國廣東省造成百餘人死亡。這封信被轉寄到了世衛組織位於北京的駐中代表處，還特別加注說不可讓該疫情見諸媒體。官腔官話是獨裁政權欲罷不能的第二天性。這些獨裁政權啊，連它們號稱融入地球村這個大家庭時，也沒在怕別人嘲笑，畢竟嘲笑從來沒成功推翻過獨裁政權，一個都沒有。中國政府的這種否認與廣州已烽火漫天的恐慌形成了突兀對比：廣州人開始蜂擁入藥局搶藥。

消息勢不可擋，傳遞開來：首先傳到了世界衛生組織東南亞的所有代表處，然後傳到了日本，最終傳回了該組織位於瑞士日內瓦的總部。這次，北京當局不得不吐露一些可信的消息。二月十四日，中國衛生部長表示這是一種「急性呼吸道症候群，看來並非流行性感冒，十一月中至二月初，於廣東省導致五起死亡。非常慶幸的是，病例日漸減少，疫情正得到控制。」一場疫情導致五起死亡，還正得到控制，這根本是比鼻屎還小的事！再說，就算有五百起死亡好了，對獨裁政權、尤其是統治著泱泱十五億人口的獨裁政權來說，一切仍然是鼻屎大的小事。

劉劍倫醫師很可能跟他所有同事一樣，被困在黨這把榔頭與科學這塊鐵砧之間，動輒得咎。不過其實，他有另外的事要操心：他必須去香港出席外甥的婚禮。他要去一座自己未曾踏足的夢幻之城參加家族盛宴。他時年六十四歲，準備要退休了，有足夠積蓄來挑戰香港這座偉大的消費聖殿。二〇〇三年二月二十一日，他搭乘巴士前往香港，同行的有他太太，還有一種偷偷緊追不捨的神祕病毒。他下榻於京華國際酒店911號房，他可以在此享受九龍的摩天大樓叢林景觀，那是全球數一數二絕美非凡的。夜裡，他感到呼吸困難。不過呢，二月二十二日上午，什麼都阻止不了他與他的香港連襟出門逛街購物。血拚完要回旅館，路程卻艱難了起來，一陣劇烈咳嗽讓他倒在電梯裡。鄰房房客來自新加坡，他們攙扶他回到房間。

劉劍倫醫師很快就住進了廣華醫院深切治療部[84]。他清楚廣州那些病例有多嚴重，於是先行告知廣華醫院的醫護人員，他擔心自己染上了一種非常致命的病。護理師沒把這點放在心上，他們既沒戴口罩、也沒戴手套，全部遭到了感染。劉劍倫醫師死於二〇〇三年三月四日。在此期間，世界衛生組織的專家抵達了北京，但當局不准他們前往廣東省。

京華國際酒店與香港機場把它們「經手」的商務人士攬和交匯之後，配送到亞洲與全球各大首都——如此一來，它們成為了全球疫情的輸送帶、旋轉盤。航空交通是所有新病毒的最棒盟友……

三月十日，中國總算請求世界衛生組織協助釐清疫情爆發的原因。三月十二日，世界衛生組織對這種可能是禽流感、也許是H5N1的流行性感冒發出了全球疫情警報。別忘了，H5N1這隻病毒已經宣布是年度壞蛋了，改變宣傳策略需要時間、金錢和靈活的思維。

很快地，研究者辨認出一種並非H5N1、尚不為人知的病毒，它屬於冠狀病毒

84 譯注：即臺灣所稱的加護病房。廣華醫院位於香港九龍油尖旺區油麻地。

（coronavirus）[85]家族。該疾病獲命名為嚴重急性呼吸道症候群（syndrome respiratoire aigu sévère，SRAS）[86]。它的全球疫情證實是始於京華國際酒店911號房。這是二十一世紀第一場幾乎完全能即時追蹤進展的全球流行病。四月二日，罕見的事發生了：世界衛生組織下令關閉香港機場，並公開指控中國隱瞞疫情，企圖大事化小、小事化無。疫情對經濟造成了災難性的打擊，估計造成了三百億美元的全球損失。這樣我們就比較可以理解，為什麼疫情在初期確實可說還只是鼻屎大的小事了。而且，既然從此以後，衡量疫情的不再是幾千幾千的死亡人數，而是幾十億幾十億美元的經濟損失，我們也可以藉此確認，衛生領域確實轉變成了經濟考量。

儘管發生了這一切，四月三日，一場名聞遐邇的電視記者會上，中國衛生部長張文康仍臉不紅、氣不喘地使用冷戰風味的官腔官話來要民眾放心。就連夾在黨與科學、《毛語錄》與市場經濟之間動輒得咎的中國醫生們也覺得這太過分了，實在是太過分了。這些醫生裡，有一位中國軍醫蔣彥永比他的同行更勇敢，指控衛生部長說了一個致命的謊言。二〇〇三年六月，蔣彥永和妻子雙雙遭到逮捕。他下場恐怕很慘，因為直言賈禍是單方向的，人民直言不諱，遭災的只會是自己，不會是獨裁政權。非常幸運的是，在國際壓力下，蔣彥永獲得釋放，還成為了醫療英雄。

二〇〇三年七月，在感染了八千人左右、其中八百餘人死亡之後，嚴重急性呼吸道症候群疫情畫下了句點。死亡個案最多的國家，是擁有龐大亞裔社群的加拿大。幾乎所有把病例引入各自國家——新加坡、菲律賓、加拿大等等——的人，都曾經往來於京華國際酒店九樓。死亡個案之中，將近三分之一是醫護人員，包括我們這位劉醫師。

---

85 冠狀病毒是一種RNA病毒，可感染好幾種哺乳動物。二〇一六年，冠狀病毒家族的一名新成員被指認出來：在沙烏地阿拉伯發現的中東呼吸症候群冠狀病毒（MERS-CoV），該病毒造成該國五百人死亡。（譯注：二〇一九年底開始於全球肆虐至今的嚴重急性呼吸道症候群冠狀病毒2型〔SARS-CoV-2〕亦屬冠狀病毒，唯疫情規模不可以道里計，其確診個案與死亡個案人數較嚴重急性呼吸道症候群冠狀病毒高出千萬倍，且仍然持續上升。）

86 譯注：臺灣習慣依英文縮寫稱之為SARS。唯為依循本書所附原文為法文之體例，茲不更動本文，而以譯注說明。

劉醫師步上了諸多零號病人的後塵：其後，他失去了零號病人的頭銜。我們已經知曉，疫情可能始於佛山的一個生意人。病毒是從果子狸ＳＡＲＳ冠狀病毒（Civet SARS-CoV）突變來的，果子狸本身則可能是遭蝙蝠感染才會帶有病毒。

非常幸運的是，各種新流行病的故事發展到後期總會告終，而疫情之所以能夠休止，最普遍還是幸賴單純的衛生措施。相反地，知識進步了，讓新流行病的故事之初不再凝止不變，因為我們的遺傳學從此將能一路上溯再上溯感染源頭。未來，傳染病學（infectiologie）的領域中，每一名新出爐零號病人的頭銜都將搖搖欲墜。

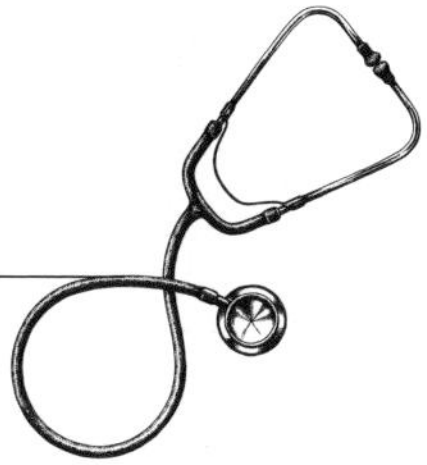

無腦人

已有幾個禮拜了，薩繆爾（Samuel）的左腿隱隱作痛、失去力氣。他有時覺得這條腿就快要癱軟，但他從未跌倒。薩繆爾並不習慣抱怨。再說，他有什麼好抱怨的？他記憶裡上一次看醫生已經是三十年前的事了。當時他十四歲，之所以去看醫生，正是因為他這條左腿出了問題。醫生幫他動了個小手術，一切就都解決了，他不知道那是什麼手術。他只曉得，他還是小嬰兒的時候，有個哪裡並不正常。這全都記載在他的健康手冊上，但他也沒真的花時間去讀。

薩繆爾生活平靜，在公家機關上班，已婚並育有兩名子女。暗示「平靜」與「在公家機關上班」之間有個什麼關聯恐怕有失淳良：不，真的是薩繆爾自己決定要過平靜生活的，他天生就怕麻煩。為了不要起任何爭議，就這樣說吧：薩繆爾這種性格的人在各行各業都有，每種行業也都有各式各樣性格的人。

這一次，他決心去看醫生，他有點拖著腿走路了，步伐變得顫巍巍的。他的醫師嚴肅以對，將他轉介到他三十年前就診過的神經科去。逝者如斯夫！不舍晝夜……

神經科醫師又一次翻開他的病歷。薩繆爾有先天性腦積水[87]，為了治療這病，他在六個月大的時候動了腦室右心房腦脊髓液引流手術（shunt ventriculo-atrial）[88]。十四歲時，他初次發生左腿無力以及幾種運動異常。他再次進行手術，調整了已經太短而且局部阻塞的引流管，解決了所有問題。自那時起，他就沒有任何神經方面的新問題。

神經科醫師開了單子，讓他去做斷層掃描與磁振造影。如今，一切都變得這麼簡單輕鬆。醫生懶得再做神經檢查了。幹嘛那麼累？影像紛紛回傳：神經科全體大吃一驚……所有醫生與實習醫生俯身細瞧這些一片漆黑的影像……他的頭顱裡竟然沒有腦！

醫生們起初還以為超自然靈異發生了。當情緒平息了下來，他們重拾清醒明晰的

87 腦積水（亦稱腦水腫、水腦症）是腦脊髓液於腦部積聚所導致的疾病，其成因為腦脊髓液排出的通道運作不良。

88 這種手術會在腦室與心臟之間植入一根小管，以排掉多餘的腦脊髓液。另一種手術——腦室腹腔引流手術較為常見，是在腦室與腹膜（腹部）之間植入引流管。兩種手術效果都非常好。

觀察思索，發現了巨量的腦脊髓液充塞著薩繆爾的整個腦部，把腦壓到貼著顱壁，變成不到一公分厚的薄薄一層。占據整個本屬於腦的空間的，是四個充滿腦脊髓液的腦室。

這一次，醫生花時間進行了澈底的神經檢查。倒不是為了做出無庸置疑的腦積水診斷，而是為了試著估量症狀的嚴重程度……

又一次令人吃驚。薩繆爾除了自己告知的左腿無力以外，幾乎沒有神經方面的症狀。他活動正常。他的智商為七十五，語言智商（QI verbal）為八十五。當然啦，這顆腦不是愛因斯坦等級的；但也不能算是智能障礙。智能障礙的定義是智商低於七十。這就是為什麼薩繆爾不愛把人生搞得太複雜：他必須處處精打細算，認知能力也必須節省著用。他顱腔百分九十的體積都裝滿了水，卻未見其他任何腦失能的跡象。不可思議。人怎麼能夠在只擁有常人腦體積的百分之十的情況下，擁有完整的自我意識？

當時，學界對腦的可塑性已有所認識，但還沒有人觀察到過這樣的一顆大腦：一個個腦功能區似乎完全消失了。記憶與動作協調所不可或缺的大腦中樞結構在薩繆爾的斷層掃描影像裡是看不見的，而他竟然完全沒有相關障礙！他的額葉、頂葉、顳葉與枕葉被壓成薄薄一層，他的觸覺、語言、視覺與聽覺等功能卻並未受到任何影響。只有一種合理解釋：常人所有的腦區與腦結構，在他身上的重塑、壓縮是緩慢、漸進的，因而不會喪失它們的功能。

薩繆爾的案例揭露了腦部可塑性的驚人潛力。當時，人們已經知曉，腦在中風或損傷之後，可以恢復部分功能，但人們並不知道，神經元與突觸（synapse）擁有因應不同的容積限制，不斷重組的能力。當時，人們已經了解，腦迴路與突觸會用進廢退。然而，沒人想像得到，腦的所有網絡能壓縮在這麼狹小的空間裡運作。龐大的腦容量是智人的特徵。薩繆爾的腦遠比人類以外靈長類的腦還要小。

某些動物權益捍衛者藉此案例表示動物可能跟我們一樣有智慧、有意識。某些女性主義運動人士則拙劣提醒道，腦容量與智力毫無關係。這早就是無庸置疑的事了。

神經外科醫生將薩繆爾的引流手術調整為腦室腹腔引流手術，他主訴的寥寥幾項症狀就消失得無影無蹤了。當時他四十四歲。如今他五十六歲了，生活得平靜安詳。對他來說，知道自己是腦可塑性的世界冠軍，實在無關緊要。

結語

聚焦於病人來書寫，乃是一種向他們致敬的方式，也是一種文學的狂想，史家的把戲。醫學的主角包羅萬象。有在士兵的身軀上寫下外科史的一眾解剖學冒險家。有滿心癡迷於思考生命、因此草創了生理學的一眾哲學家。有觀看、觸摸身體，從而草創了臨床技藝的一眾身體熱愛者。有以空前放肆的態度，闖進生物體私密妙奧之處的一眾物理學家與化學家。最後，有讓敘事——沒有敘事，就不會有任何人文科學——成為可能的一眾病人。

未來的醫學會有哪些要角？要回答這個問題，必須重訪歷史，將醫學活動的兩大領域——診斷與治療區分開來；此二者的歷史軌跡截然不同，極少交會。一座座大教堂的存在，並不代表神學史可以比附於建築史。我們治癒了某些疾病，不代表我們應該將診斷史與治療史混為一談。這種混淆太常發生了。直至今日，診斷的進步與治療的進步也很少一致。

治療已有幾百萬年的歷史。自有性生殖出現以降，自某些物種的後代能否存活繫於其雙親照料（soin）開始，治療（soin）就存在了。在我們身屬的靈長類，每個個體總有一天都會照料治療另一個體。除蝨的行為遠遠比今日的三百種心理治療還歷史悠久。接生婆、理髮師與拔牙師早在剖腹產與顯微手術（microchirurgie）問世以前，就慷慨提供優質的照護治療。在我們的這些國家，提供照護治療的行業數以百計，診斷卻專屬於醫生。相反地，照護治療從來不是、也永遠不會是醫學的禁臠。醫生在照護治療裡只是次要角色。同理心、利他行為與協調合作是行為生態學（écologie comportementale）自然而然的一部分，在這些方面，醫生不比他人更擅勝場，也不比他人更拙劣失缺。照護治療是生物的、普世的。

至於診斷，則誕生於動物文化最初的那些型態裡。黑猩猩會攝食無法消化的樹葉，這些樹葉的毛狀體（trichome，即毫毛）能夠纏困住寄生蟲，讓蟲隨糞便排出體外，可見黑猩猩或許懂得診斷某種腸道寄生蟲病。智人則又超越到另一階段，將診斷變成一門職業。與生物的、普世的照護治療不同，診斷是文化的、特定的。診斷是醫生在這兩、三個世紀才開始表現優異的一門科學。醫生們寸土不讓捍衛這種壟斷，而這樣做是有道理的。敢於質疑醫生診斷特權的人很少。

不過，醫生如果也想要獨占照護治療，那就不對了，因為診斷與治療碩果累累的交會，一般來說概屬偶然。巴斯德對免疫學一無所知。絕大多數藥物都是在其生理作用為人知曉之前許久，全憑經驗發現的。我們昔日尚未發現我們的身體沒辦法合成維他命C，就已經在使用檸檬治療壞血病（scorbut）。精神安定劑淘汰了精神病患使用的拘束衣（camisole de force），純屬偶然中的偶然。相反地，許多藥物的作用機轉（mécanisme d'action）理論上無可挑剔，臨床效果卻時而付之闕如。

漫長的醫學史裡，我們可以切出其中短短的一段，在這段稍縱即逝的時光中，理論上的診斷與實務中的治療交會了，為健康帶來了真正的好處。這段時光始於一九二一年，研究者在弄懂了第一型糖尿病的病理生理學後，於當年萃取出了胰島素。時光繼續著，來到了一九四〇年代，研究者了解了微生物的致病作用，發明了抗生素。時光仍在延長，來到了一九六〇年代，幾種新創藥物展開了臨床試驗……這段診斷治療相輔相成的美好時光在一九八〇年代畫下了句點，因為，一九八〇年代，衛生部會出於無力、不食人間煙火或聽天由命，放任健康產業歪曲臨床科學、主導診斷與治療，市場於焉宰制了政治與教育。

非常幸運的是，市場開始主宰一切的時候，我們這個物種早已因為其他諸多的科技、政治與社會進步，而達到了平均預期壽命的最佳狀態。幾項驚世駭俗的醜聞，好比沙利竇邁藥害事件，還有己烯雌酚（商品名為Distilbène®）、羅非昔布（亦稱羅非考昔，商品名為Vioxx®）、噻唑烷二酮類（glitazones）、美蒂拓（Mediator®）等等事件殺害或傷損了數以千計的人，對公共衛生卻沒有產生統計上測量得到的影響。

如今，慷慨提供治療的角色愈來愈多，從依照最嚴謹的科學行事，一路到信守最荒謬絕倫的蒙昧主義，形形色色不一而足。超市貨架滿滿擺著自誇養生神效的產品。晚間新聞每一天都在宣布某項癌症、某種罕見疾病近期將得以治癒。動物磁氣術（magnétisme）和占卜死灰復燃，與幹細胞和單株抗體（anticorps monoclonaux）分庭抗禮。

至於診斷呢，其文化流變在我們的富裕社會中突破了最終的兩個階段。一方面，診斷變成強制一定要做的。自然死亡消失了，醫生必須在死亡證明書上登載死因。另一方面，診斷與患者的經歷感受變得互不相關，因為以後，就是由醫生來提供一種又一種病人自己從來沒感覺過任何症狀的「疾病」：骨質疏鬆症或是高膽固醇血症，動脈瘤或是篩檢出的癌症。疾病是虛擬的，醫學不再需要患者。

讓我們於此重溫序言裡引用的喬治．康吉萊姆之言：「有了感到自己生病了的人們，才有醫學的存在，而不是因為先有醫生存在，人們才從醫生那裡了解到自己的疾病。」現在已不是如此了，因為如今更常見的，是由醫生告訴患者他們患了什麼病。我們的公民同胞如此馴良地接受自己確診從未親身經歷的疾病，這種溫順無爭的態度最是令人訝異。

所以，我恐怕就真的很難繼續撰寫零號病人的新故事了，因為主導醫病關係的，從此就不再是病人了。一切就彷彿醫生與病人這對古老的伴侶業已煙消雲散似的。這對歡喜老冤家啊，也曾彼此找尋，也曾在科學與信仰、肉體與精神之間撕扯欲裂，也曾離別又團圓，深深造福了臨床科學。一對對冒險犯難的醫生與病人形塑了臨床科學這一門近乎不可能的科學。至於臨床科學，它始於數千年源遠流長的同理心，隨著生物醫學突飛猛進而持續進發，如今卻在渴望永生不死的市場中陷入泥淖。

那麼，明日的零號組合，會是哪些？

會不會是心臟學家、或者腫瘤學家，搭配上他們的病人？不會的。他們之中，最幸運的幾組也許會寫下幾樁個別的、傳奇的或趣味的故事。然而，已逐漸淪為產業掌中玩物的他們，不太可能還有辦法讓臨床的未來或是生物科學繼續進步。

會不會是老年醫學搭配老年人，或者產科醫生（obstétricien）搭配產婦？一定不會是的。正相反，他們要是能減少醫學的干預，恐怕對我們來說就已經是最好的結果了。這兩個領域近來的過度醫療正逐漸讓壞處壓過好處。

會不會是一對對由遺傳學家與罕病病人形成的組合？這在未來一定會有好幾對。我們仍可期待目前尚屬小眾且風險高昂的基因療法繼續進步。這些遺傳學家—罕病病人組合必然會寫下個別的史詩故事，但他們不會讓公共衛生掀起漣漪，因為罕見疾病雖然有百百種，患者卻非常稀少，歷史卻只有在衛生進步牽涉眾多病人時才會認證這樣的進步。

未來，醫生—病人會有的「偉大組合」於是照理來說，應該會出現在醫學仍未探勘、或者尚屬草創的領域。這樣的領域，至少有兩個：精神醫學與免疫學。精神障礙與自體免疫疾病如今出現得愈來愈頻繁。在精神醫學與免疫學中，診斷的假設沒什麼理路地迭相出現，流行病學一事無成，病理生理學研究仍只初具雛形，治療收效甚微、往往風險很高。情勢不容樂觀；精神醫學與免疫學的大門才剛微微開啟，各式各樣的蒙昧主義就已蜂擁而入。此外，相親相愛的醫病關係將被環伺周遭、日益增加的角色所擾亂：公營與私營保險公司、律師、企業主、金融家、媒體、部會、推銷者。所有這些商人早已篡奪了主角的位置。

那麼，我以後是不是要講述零號商人的故事？他，在未來成功說服了主管機關批准、甚至下令強制服用一種藥，這種藥可以將阿茲海默症據信一百個易感基因的其中一個甲基化。他，在未來提供了一種預防青春期情緒障礙的治療。他，在未來推出了一種獨一無二的更年期與不育不孕治療。還有其他許許多多我的醫學想像力無法企及的零號商人；在這方面，我的想像力遠不如超人類主義者。

要想對醫學堅定抱持樂觀展望，並使之再創新猷，就必須再一次將診斷與治療分開來，它們在歷史上素來是分道揚鑣的。治療已經遭到這麼多的欺詐與貪婪進占，生物醫學研究如果不要再直接關照治療會更好。生物醫學只需要致力了解智人及其種種疾病的歷史，並將之教給小朋友與成人，讓他們自由從中獲益。

醫學在嚴謹證實了糖與菸草對健康有重大風險之後，還必須負責管治糖與菸草的危害嗎？販賣號稱對治此二者危害的藥物的人，並沒有比推銷這兩種毒物的人還來得博愛利他。這兩種人利用同樣的手法扭曲科學、炮製疑懼。該出手端正這種種行銷亂象的，不是臨床科學或生物醫學，而是政府機關。

現在，為了維持住科學研究不可或缺的樂觀精神，容我講述一個最終的零號病人故事。我是從里昂克洛德·貝爾納第一大學（université Claude Bernard de Lyon）創辦的「演化生物學與醫學」大學自發文憑（diplôme universitaire）一個學生的學位論文得來這個故事的，我是這個學位的共同負責人。這個學位的課程讓學生學習破譯，在變遷的環境中，疾病如何變遷。課程教導學生，任何疾病都不是穩定、單一因素的。課程也解釋了診斷與醫學實踐的文化流變。

故事的年分，是一九六四年。年方五歲的史弟威（Steevy）來到了俄亥俄州東北部的阿克倫兒童醫院（Akron Children's Hospital）泌尿科就診。是他的醫生轉介他來的，因為他的陰莖有個先天畸形，讓他沒辦法坐著小便，站著小便時也無法控制方向。兒童醫院的幾位醫生從來沒聽說過這種事，在為史弟威做檢查前，他們先是想說這大概是小朋友搞怪或家長窮緊張吧。不過，他們很快就目瞪口呆：史弟威的陰莖不折不扣非常畸形，硬得不得了，幼兒陰莖勃起完全不能跟他比。醫生們於是讓史弟威去拍X光。嚇死人了，X光片顯示，陰莖右側從頭到尾縱貫了一根骨頭。院裡的泌尿科及兒科醫師從來沒看過這種情況；更猛的是，醫學文獻從來沒記述過這樣的案例。史弟威是至今已知唯一一個生來擁有陰莖骨的男孩。史弟威是一個後繼無人的零號病人。史弟威空前絕後。

史弟威的臨床案例對治療來說永遠無足輕重，但對了解我們這個物種來說卻舉足輕重。醫生請教了幾位演化生物學家，才搞懂史弟威的案例……

大多數的哺乳類都有陰莖骨。所有的靈長類，包括人類，在演化或遠或近的往昔都曾有過鈣化的陰莖結構。智人的陰莖骨已經完完全全消失了，如今，沒有一個人類擁有陰莖骨，史弟威除外。演化生物學家的好奇心永不饜足，他們比其他科學家做出更多的假設，比醫生進行更多的推理思辨。演化生物學家清楚，製造陰莖骨所不可或缺的遺傳物質在我們這個物種身上仍然存在。這樣一來，他們就有必要研究，什麼樣的演化原因讓這些基因的表現受到抑制——正如史弟威的案例所揭示的，完整的陰莖骨可以在僅僅一個世代之間就重新出現，所以這種抑制在演化的層面來看可能是晚近才發生的。擁有陰莖骨的哺乳動物不必有很高的靜液壓（pression hydrostatique）就能產生作用良好的勃起。生物學家由此得出結論：如果沒有了陰莖骨，靜液壓的不足將限制老年雄性個體的繁殖。臨床醫師呢，則曉得男性太晚生育會大幅增加後代的疾病、尤其精神疾病的風險。演化懂得有效設置女性更年期，但沒有同樣出色地設置男性更年期；陰莖骨的消失算是男性更年期的一種替代。史弟威的案例或許能讓我們在輔助生殖問世四十年後的今天，更加審慎看待輔助生殖……

臨床科學擺脫了商業與政治華而不實的裝飾，就能無比美好！

參考資料

我書櫃上高踞的醫學史書籍是我首要的文獻來源，首先是米荷寇・格梅克（Mirko Grmek）主編的一部三卷《西方醫學思想史》（*Histoire de la pensée médicale en Occident*），Éditions du Seuil，1995-1999。

然後主要有三本重大參考書籍：侯傑・達契思（Roger Dachez），《醫學史》（*Histoire de la médecine*），Tallandier, Paris, 2004。奧理維耶・缶荷（Olivier Faure）《醫學社會史》（*Histoire sociale de la médecine*），Anthropos, Paris, 1994。莫里斯・圖比亞納（Maurice Tubiana），《醫學思想史：醫神之路》（*Histoire de la pensée médicale. Les chemins d'Esculape*），Flammarion,《Champs》, Paris, 1998 [1995].

最後，這本著作默默支持了我在本書各案例後進行的各式思索：馬葉樂．勒木昂（Maël Lemoine）《醫學哲學概論》（*Introduction à la philosophie des sciences médicales*），Hermann, 2017.

單單

遍覽這些從醫學角度展現的臨床案例，我有了以敘事之粉墨，讓病人以主角之姿登場的想法，就從單單開始。比塞特醫院的檔案記述了單單與醫護人員的互動。

麻醉界的幾個零號病人

麻醉草創之初有大量文獻記述。其中，我主要參考喬治．亞努夫（Georges Arnulf），《悲愴而非凡的麻醉史》（*L'Histoire tragique et merveilleuse de l'anesthésie*），Lavauzelle, Panazol, 1989.

菲尼亞斯的靈魂

菲尼亞斯·蓋吉的故事可能是這些故事裡最知名的。其英文版維基百科頁面列出了非常豐富的參考資料。

歇斯底里症的三位英雌

關於歇斯底里症的最初時刻，我當然使用了沙考、布羅伊爾、佛洛伊德的著述。至於他們所引起的諸多爭論，我參考了：賈克·貝涅思透（Jacques Bénesteau），《佛洛伊德謊言》（*Mensonges freudiens*），Mardaga, Liège, 2002；馬克·馬構（Marc Magro），《這些搞心理的都瘋了！》（*Ils sont fous ces psys !*），First, Paris, 2015；卡特琳·梅耶爾（Catherine Meyer）主編，《揭開精神分析的真面目》（*Le Livre noir de la psychanalyse*），Les Arènes, Paris, 2005.

約瑟夫小朋友

約瑟夫·梅斯特的故事，所有法國人都耳熟能詳；背後的爭議則較罕為人知。為了述說它們，我參考了安—瑪希·穆朗（Anne-Marie Moulin）主編的非凡集體著作：《疫苗接種之冒險旅途》（*L'Aventure de la vaccination*）, Fayard, Paris, 1996.

紐約女廚

瑪莉·馬龍的故事讓小說家與漫畫家有了靈感、動筆創作；在豐繁的參考資料中，有一本尤其權威：醫學史家茱蒂思·瓦爾澤·雷亞維特（Judith Walzer Leavitt）撰著的《傷寒瑪莉：公共健康之囚》（*Typhoid Mary : Captive to the Public's Health*）, Beacon Press, Boston, 1996.

奧古絲特

要撰寫奧古絲特·德特的故事，我是從一篇講述在阿洛伊斯·阿茲海默的檔案裡發現了她的臨床病歷的文章出發的：（Konrad Maurer）與其他作者合著，〈奧古絲特．D與阿茲海默症〉（Auguste D and Alzheimer's disease），《刺胳針》期刊（*Lancet*），vol. 349, no 9064, 1997年5月24日, p. 1546-1549.

追溯奧古絲特案例的爭議時，我發現了一本書：奧理維耶．聖—尚（Olivier Saint-Jean）、葉希克．法飛侯（Éric Favereau），《阿茲海默大騙局》（*Alzheimer, le grand leurre*），Michalon, Paris, 2018. 這本書完全說出了我多次暗示而不敢直白道出的話。這本書可說是一份事後參考資料！

性別屠殺

埃納．韋格納的一生在二〇一五年由湯姆．霍伯（Tom Hooper）拍成了電影《丹麥女孩》（*The Danish Girl*）。

與埃納．韋格納的故事一樣，布魯斯．利馬的故事在維基百科上的資料非常豐富。

性別理論獲得傳媒關注以來，出現了許多書寫他們的文章。

兩個特別的編號

大腸桿菌的兩個特別編號的故事，是我幾位身為生物學家的朋友告訴我的。故事之後的探討則來自兩篇文章：優瑞奇・索南波恩（Ulrich Sonnenborn），〈Escherichia coli strain Nissle 1917——從實驗室到臨床再到實驗室：具有益生菌特性的一種特殊大腸桿菌菌株的歷史〉(《Escherichia coli strain Nissle 1917-from bench to bedside and back : History of a special Escherichia coli strain with probiotic properties》), FEMS Microbiology Letters, vol. 363, no 19, 2016年10月；嘉洛士勞・紀德俠斯基（Jaroslaw Zdziarski）與其他作者合著，〈泌尿道共生的分子基礎：低毒性或毒性減弱？〉(《Molecular basis of commensalism in the urinary tract : Low virulence or virulence attenuation ? 》), Infection & Immunity, vol. 76, no 2, 2008年2月, p. 695-703.

恩莎的沉默

發現FoxP2的故事在以下網站記載得非常詳細：

https://fr.wikipedia.org/wiki/ Prot%C3%A9ine_Forkhead-P2

我也援用了《自然》（*Nature*）期刊的一篇文章：沃夫岡・恩納（Wolfgang Enard）、安東尼・P・莫納戈（Anthony P. Monaco）、斯凡特・帕博（Svante Pääbo），〈涉及言語和語言的基因──FOXP2的分子演化〉（《Molecular evolution of FOXP2, a gene involved in speech and language》）, *Nature*, vol. 418, no 6900, 2002年8月22日, p. 869-872.

此外，在PubMed生物醫學文獻資料庫中也有一篇全文皆供查閱的文章：凱・D・麥克德謨（Kay D. Macdermot）與其他作者合著，〈識別FOXP2截斷作為發展性言語及語言障礙的新原因〉（《Identification of FOXP2 truncation as a novel cause of developmental speech and language deficits》）, *The American Journal of Human Genetics*, 2005年6月, vol. 76, no 6, p. 1074-1080.

永生的海莉耶塔

我是從以下這篇文章得知海拉細胞的：安・德博依絲（Anne Debroise），〈與事實相差千萬里的模範細胞〉《Des cellules modèles bien loin de la réalité 》, *La Recherche*, no 475, mai 2013年5月, p. 8-11.

我於本章主要參考荷蓓卡・史可露特（Rebecca Skloot），《海莉耶塔・拉克斯的永生》（*La Vie immortelle d'Henrietta Lacks*）, Calmann-Lévy, Paris, 2011.

海馬迴冒險家

亨利・莫萊森與肯特・科克倫的故事在PubMed生物醫學文獻資料庫中有許多文章供閱覽。

美奇女士

撰寫美奇女士的故事時，我以兩篇參考文章為起點：（I. Dunsford）與其他作者合著，〈一個人類血型嵌合體〉（《A human blood-group chimera 》）, *British Medical Journal*, 11 juillet 1953年7月11日, vol. 2, no 4827, p. 81；A・M・博狄（A. M. Boddy）與其

他作者合著，〈胎兒微嵌合體與孕婦健康：超越子宮的合作與衝突之回顧暨演化分析〉（《Fetal microchimerism and maternal health : A review and evolutionary analysis of cooperation and conflict beyond the womb》）, *BioEssays*, vol. 37, no 10, 2015年10月, p. 1106-1118.

我也使用了瑟林姆・阿赫廷吉（Selim Aractingi）在我們的「演化生物學與醫學」大學自發文憑學程所開設的課程內容。

無玷始胎

假想的童貞受孕的故事，我主要參考這篇優秀文章：安德烈・貔貅（André Pichot），〈誰還記得M.J.？〉（《Qui se souvient de M. J. ?》）, *Le Monde*, 2002年12月27日.

噁心想吐

沙利竇邁的故事已經為人講述、評論了無數回。

喬凡尼的脂蛋白元

撰寫喬凡尼的故事時，我從下面兩篇文章出發，並以小說筆法稍加潤飾：V・夸蘭德理（V. Gualandri）與其他作者合著，〈米蘭ApoA1的完整親屬鑑定與顯性遺傳傳遞的證據〉(《A1Milano apoprotein identification of the complete kindred and evidence of a dominant genetic transmission》), *American Journal of Human Genetics*, vol. 37, no 6, 1985年11月, p. 1083-1097；S・E・尼森（S. E. Nissen）與其他作者合著，〈米蘭ApoA1重組蛋白對急性冠狀動脈症候群病人冠狀動脈粥狀硬化的作用：一項隨機對照試驗〉《Effect of recombinant ApoA-I Milano on coronary atherosclerosis in patients with acute coronary syndromes : a randomized controlled trial》, *Journal of the American Medical Association*, vol. 290, no 17, 2003年11月5日, p. 2292-2300.

魔鬼，以及奇蹟得救者

葛兒丹・杜加的故事來自藍迪・席爾茲（Randy Shilts）的書：《樂隊繼續演奏》（*And*

the Band Played on), St. Martin's Press, New York, 1987.

蒂莫西・布朗的故事遠不及葛兒丹・杜加的來得出名，我撰述他的故事時，主要參考這篇文章：K・亞勒斯（K. Allers）與其他作者合著，〈藉由CCR5Δ32/Δ32幹細胞移植治癒HIV感染的證據〉(《Evidence for the cure of HIV infection by CCR5Δ32/Δ32 stem cell transplantation》), *Blood*, vol. 117, no 10, 2011年3月10日, p. 2791-2799.

這個流感非比尋常

要撰寫嚴重急性呼吸道症候群的故事，《世界報》(*Le Monde*）當時那些文章對我來說已是綽綽有餘。

至於以恐懼促銷流感疫苗的論戰，我參考沃夫岡・沃達格（Wolfgang Wodarg）的文章，該文收錄於米楷・博克―賈寇布森（Mikkel Borch-Jacobsen）主編的集體著作《大藥廠：玩弄我們健康的無所不能產業》(*Big Pharma : une industrie toute-puissante qui joue avec notre santé*), Les Arènes, Paris, 2013, p. 335-360.

無腦人

我寫無腦人的故事時，參考文章是《刺胳針》期刊二〇〇七年發表的這一篇：L・弗耶（L. Feuillet）、H・杜甫（H. Dufour）、J・佩也堤耶（J. Pelletier），〈一個白領勞工的腦〉（《Brain of a white-collar worker》）, *Lancet*, vol. 370, no 9583, 2007年7月21日, p. 262.

結語

最後這個史弟威小朋友的軼聞來自我一個學生的學位論文：黑米・馬帖飛（Rémi Mathevet），〈真獸下綱動物陰莖骨的組成與因素：勃起功能障礙的演化重要性〉（《Éléments et facteurs des *bacula* chez les euthériens. Importance évolutionniste de la dysfonction érectile》），「演化生物學與醫學」大學自發文憑學位論文，Université de Lyon 1, 2019.

國家圖書館出版品預行編目 (CIP) 資料

零號病人：塑造現代醫學史的真正英雄 / 呂克・培悉諾 (Luc Perino) 著 ; 林佑軒譯 . -- 初版 . -- 臺北市 : 大塊文化出版股份有限公司 , 2022.06
面 ;　公分 . -- (from ; 142)
譯自：Patients zéro : histoires inversées de la médecine
ISBN 978-626-7118-45-0(平裝)

1.CST: 醫學史

410.9　　111005994

LOCUS

LOCUS

LOCUS

LOCUS